Невідкладна медична допомога

повний посібник

Ірина Саченко

Зміст

Розділ 1: Вступ до надзвичайних ситуацій — 11

- Історія відділення невідкладної допомоги — 12
- Роль і значення відділень невідкладної допомоги в системі охорони здоров'я — 13
- Повсякденне життя медсестри невідкладної допомоги: виклики та винагороди — 16

Розділ 2: Надзвичайна ситуація — 19

- Сортувальна кімната: перший етап — 20
- Процедурний кабінет — 23

Розділ 3: Основні клінічні навички — 29

- Швидка оцінка стану пацієнта — 30
- Методи втручання — 34

Розділ 4: Поширені патології та лікування — 41

- Травма — 42
- Гострі медичні стани — 46

Розділ 5: Комунікація в надзвичайних ситуаціях — 53

- Робота з медичною командою — 54
- Спілкування з пацієнтами та їхніми родинами — 58

Розділ 6: Управління стресом та уникнення вигорання — 63

- Розуміння джерел стресу у відділенні невідкладної допомоги — 64
- Техніки релаксації та декомпресії — 66
- Супервізія та підтримка між колегами — 68

Розділ 7: Етика та професійна поведінка — 71

- Принципи медичної етики — 72
- Поширені дилеми у відділенні невідкладної допомоги — 74

Розділ 8: Технології в надзвичайних ситуаціях — 81

- Розширені засоби діагностики — 82
- Телемедицина та екстрені служби — 86
- Інформаційні системи та управління пацієнтами — 88

Розділ 9: Міжкультурні питання та розмаїття — 93

- Розуміння та повага до культурного розмаїття — 94
- Міжкультурна комунікація: виклики та методи — 96
- Особливості догляду за вразливими групами населення — 98

Розділ 10: Управління надзвичайними ситуаціями та ліквідація наслідків стихійних лих — 103

- Основні принципи медицини катастроф — 104
- Надзвичайні ситуації в кризових ситуаціях: теракти, стихійні лиха... — 105
- Спеціальна підготовка та навчання для таких ситуацій — 107

Розділ 11: Клінічні дослідження у відділеннях невідкладної допомоги — 109

- Важливість досліджень в умовах надзвичайних ситуацій — 110
- Участь у клінічному випробуванні: ролі та обов'язки — 111
- Останні досягнення завдяки екстреним дослідженням — 114

Розділ 12: Профілактика та освіта — 117

- Роль медичної сестри у — 118
- Інформування громадськості про поширені небезпеки — 120

- Робота з громадами над профілактичними ініціативами … 122

Розділ 13: Фізичне здоров'я та ергономіка на роботі … 125

- Фізичні ризики роботи у відділенні невідкладної допомоги … 126
- Поради з ергономіки для догляду за хворими … 128
- Підтримання хорошого довгострокового фізичного … 130

Розділ 14: Юридичні аспекти та відповідальність … 133

- Розуміння юридичної відповідальності медичної сестри … 134
- Медична документація: важливість та належна практика … 136
- Управління скаргами та спорами … 138

Розділ 15: Постійне навчання та розвиток кар'єри … 141

- Навчання протягом усієї кар'єри … 142
- Кар'єрні перспективи … 146

Розділ 16: Історії та анекдоти з місця подій … 151

- Незабутні дні: розповіді про екстремальні ситуації … 152
- Маленькі перемоги: моменти радості та визнання … 153

Розділ 17: Висновок: медсестра - основа відділення невідкладної допомоги   157

- Основні якості екстреної медичної сестри   158
- Погляд у майбутнє: Надзвичайні ситуації завтрашнього дня   160

« Невідкладна допомога - це не просто відділення, це місце, де медична відвага зустрічається з людяністю в її найчистішому вигляді, перетворюючи хаос на надію. »

Розділ 1

ВСТУП ДО НАДЗВИЧАЙНИХ СИТУАЦІЙ

Історія відділення невідкладної допомоги

Давайте зробимо крок назад у часі, в часи, коли концепція екстреної медицини ще не була сформована. Історія екстреної допомоги, як і історія медицини, багата, складна і насичена подіями, які сформували наше сучасне розуміння швидкої та ефективної медичної допомоги.

У перші часи не існувало відділень невідкладної допомоги в тому вигляді, в якому ми знаємо їх сьогодні. До появи сучасної медицини більшість медичної допомоги надавалася вдома. Лікарі ходили від хати до хати, лікуючи своїх пацієнтів біля ліжка, часто за відсутності спеціального обладнання чи передових знань. Якщо ситуація вимагала негайного втручання, її вирішували на місці, часто з обмеженими ресурсами.

Однак з промисловою революцією та зростаючою урбанізацією 19-20 століть лікарні почали відігравати центральну роль у наданні медичної допомоги. Травми, пов'язані з роботою машин, нещасні випадки та раптові захворювання вимагали спеціального місця, де пацієнти могли б отримати швидку допомогу. Так з'явилися перші служби невідкладної допомоги. Спочатку ці служби були рудиментарними, але вони виконували життєво важливу функцію, ставши передовою лінією лікарняної медицини.

Розвиток медичних технологій і досліджень також вплинув на зростання і вдосконалення відділень невідкладної допомоги. Досягнення в анестезії, хірургії та радіології уможливили швидкі втручання, які раніше були немислимі. Так само поява машин швидкої допомоги і долікарняних служб революціонізувала догляд за пацієнтами, уможлививши негайну допомогу і безпечне транспортування до медичних центрів.

Протягом десятиліть відділення невідкладної допомоги ставало все більш професійним. Медсестра стала центральною фігурою, поєднуючи в собі технічну компетентність, співчуття і швидкість дій. Спеціалізоване навчання як для лікарів, так і для медсестер стало нормою, і були розроблені протоколи для ефективного реагування на безліч ситуацій.

Сьогодні відділення невідкладної допомоги по всьому світу є бастіонами екстреної медицини, де кожна секунда на рахунку. Мільйони життів рятуються щороку завдяки швидкому, кваліфікованому та скоординованому втручанню медичних бригад. Озираючись назад, ми можемо оцінити, як далеко ми просунулися, і визнати незліченну кількість анонімних героїв, які зробили свій внесок у розвиток цієї життєво важливої служби.

Історія відділення невідкладної допомоги - це не просто історія медичної спеціальності, а історія нашої людяності перед обличчям крихкості життя. Вона нагадує нам про наше постійне прагнення зберігати життя, боротися з хворобами та дарувати надію і зцілення тим, хто цього найбільше потребує.

Роль і значення відділень невідкладної допомоги в системі охорони здоров'я

Невідкладні медичні стани існували завжди, але саме завдяки медичному та технологічному прогресу відділення невідкладної допомоги стали центральним елементом системи охорони здоров'я. Займаючи унікальне положення, воно є воротами для багатьох пацієнтів у біді, стаючи першою лінією захисту від хвороб, травм або погіршення здоров'я.

З моменту, коли пацієнт переступає поріг приймального відділення, починає працювати добре налагоджений механізм. Служба повинна швидко реагувати на широкий спектр патологій, від незначних травм до ситуацій, пов'язаних із життям і смертю. У цьому швидкоплинному середовищі відділення невідкладної допомоги відіграє низку важливих ролей:

- **Сортування та первинна оцінка:** часто це перша точка контакту для пацієнта. Медичні працівники оцінюють серйозність ситуації та визначають пріоритетність лікування.
- **Стабілізація пацієнтів:** У критичних ситуаціях першочерговим завданням є стабілізація пацієнта, незалежно від того, чи це порушення дихання, кровотеча чи інша надзвичайна ситуація, що загрожує життю.
- **Діагностика та перенаправлення:** Завдяки спеціалізованому обладнанню та навичкам бригади екстреної допомоги можуть швидко ставити діагнози, що дозволяє пацієнтам отримувати відповідні направлення на госпіталізацію, хірургічне втручання або інші спеціалізовані послуги.
- **Роль охоронця системи охорони здоров'я:** У багатьох регіонах, особливо тих, де немає доступу до звичайної первинної медичної допомоги, відділення невідкладної допомоги за замовчуванням стає основним постачальником послуг для різних груп населення. Вона реагує не лише на екстрені медичні випадки, а й на неекстрені потреби, за якими пацієнти часто не знають, куди звернутися.

- **Навчання та дослідження:** Відділення невідкладної допомоги також є навчальними центрами для лікарів, медсестер та інших медичних працівників. Крім того, перебуваючи на передовій медичних викликів, вони відіграють ключову роль у клінічних дослідженнях, постійно шукаючи шляхи вдосконалення невідкладної допомоги.

Тому відділення невідкладної допомоги - це набагато більше, ніж просто місце для надання медичної допомоги. Це відображення суспільства у всій його різноманітності та складності. Воно уособлює невідкладність, надію і стійкість, відіграючи незамінну роль у континуумі охорони здоров'я.

Більше того, його значення виходить за межі його стін. Відділення невідкладної допомоги впливають на політику охорони здоров'я, лікарняні бюджети та широкомасштабне планування медичної допомоги. Кожне рішення, кожне нововведення, прийняте в цьому відділенні, має наслідки для всієї системи охорони здоров'я.

Відділення невідкладної допомоги є постійним нагадуванням про те, що в умовах невизначеності та крихкості життя швидка, компетентна і турботлива реакція спеціалізованої команди може означати різницю між життям і смертю. Саме це робить відділення невідкладної допомоги таким життєво важливим і шанованим стовпом сучасної системи охорони здоров'я.

Повсякденне життя медсестри невідкладної допомоги: виклики та винагороди

Коли звучить сирена швидкої допомоги або раптово відчиняються двері, щоб пропустити ноші, медсестра швидкої допомоги вже в бойовому режимі, готова до несподіванок. Ця захоплююча щоденна рутина - це суміш адреналіну, майстерності, емпатії та стійкості.

Виклики
- **Різноманітність випадків:** На відміну від інших спеціальностей, медсестри невідкладної допомоги повинні бути готові мати справу з вражаючим спектром патологій - від переломів до серцевих нападів, від несподіваних пологів до серйозних інфекцій. Таке розмаїття вимагає постійної адаптивності та регулярного оновлення навичок.
- **Стабільний темп:** дні можуть бути непередбачуваними. Можуть бути моменти спокою, за якими слідують години інтенсивного хаосу, коли кожна секунда на рахунку.
- **Емоційний менеджмент:** перед обличчям болю, страждань чи навіть смерті медсестри повинні демонструвати неабияку емоційну силу. Вони часто є першою контактною особою для пацієнтів та їхніх родин, пропонуючи комфорт і заспокоєння навіть у найтемніші моменти.
- **Міжпрофесійна співпраця:** Відділення невідкладної допомоги - це місця, де необхідна координація з іншими медичними працівниками - лікарями, радіологами, хірургами тощо. - Дуже важлива міжпрофесійна співпраця. Ця співпраця має бути безперервною, навіть у часи стресу.
- **Фізичні навантаження:** тривале стояння, швидкий рух і робота з пацієнтами вимагають

хорошої фізичної форми. Вплив інфекційних захворювань також може становити ризик.

Нагороди

- **Негайний вплив:** медсестри швидкої допомоги часто бачать безпосередні результати свого втручання - стабілізоване дихання, полегшений біль чи врятоване життя.
- **Постійне навчання:** Різноманітність кейсів пропонує неперевершену можливість для навчання, роблячи кожен день шансом здобути нові навички або знання.
- **Глибокий зв'язок з пацієнтами:** Хоча контакт може бути коротким, інтенсивність ситуацій часто створює глибокі та значущі зв'язки з пацієнтами та їхніми сім'ями.
- **Командний дух:** робота в такому динамічному середовищі формує міцні зв'язки з колегами. Дружба та взаємна підтримка часто є ключем до подолання найскладніших викликів.
- **Задоволеність роботою:** незважаючи на труднощі, багато медсестер говорять про глибоке почуття задоволення, яке вони отримують від усвідомлення того, що щодня роблять реальний внесок у життя людей.

Роль медсестри невідкладної допомоги далеко не проста, але вона є однією з найбільш винагороджуваних у медичній галузі. Вміло балансуючи між викликами та винагородою, ці медичні працівники втілюють у собі дух відданості, компетентності та людяності, що робить їх безцінними стовпами у світі медицини.

Розділ 2

НАДЗВИЧАЙНЕ СЕРЕДОВИЩЕ

Сортувальна кімната: перший етап

- **Критерії тяжкості**

У метушні відділень невідкладної допомоги сортування, тобто визначення пріоритетності пацієнтів відповідно до тяжкості їхнього стану, є дуже важливим кроком. Це гарантує, що пацієнти, які становлять найбільший ризик, отримають допомогу в першу чергу. Для цього медсестри сортування використовують чітко визначені критерії тяжкості. Ці критерії варіюються залежно від наявних симптомів, але деякі з них загальновизнані як індикатори потенційно небезпечної ситуації.

- **Аномальні життєві показники:** Значення, що виходять за межі норми для артеріального тиску, частоти серцевих скорочень, частоти дихання, температури або насичення киснем, можуть вказувати на серйозний стан.
- **Порушення дихання:** поверхневе, хрипке, прискорене або утруднене дихання завжди викликає занепокоєння. Нездатність говорити повними реченнями також може бути індикатором.
- **Біль у грудях:** біль у грудях, особливо якщо він супроводжується іншими симптомами, такими як пітливість, нудота або задишка, може свідчити про серцевий напад або іншу серйозну серцеву проблему.
- **Зміна психічного стану:** Раптова сплутаність свідомості, дезорієнтація, запаморочення, непритомність або зміна рівня свідомості є тривожними ознаками.
- **Неврологічні ознаки:** такі симптоми, як раптова слабкість з одного боку тіла, невиразна мова, нечіткість зору або сильний головний біль можуть

свідчити про інсульт або інше серйозне неврологічне захворювання.
- **Сильна кровотеча:** Незалежно від того, внутрішня вона чи зовнішня, неконтрольована кровотеча може швидко стати небезпечною для життя.
- **Сильний біль у животі:** Інтенсивний або постійний біль може бути ознакою таких захворювань, як апендицит, кишкова непрохідність або розрив органів.
- **Тяжкі** алергічні **реакції:** Швидка поява таких симптомів, як свербіж, набряк, утруднене дихання або шок після контакту з алергеном є невідкладною медичною допомогою.
- **Ознаки важкої інфекції:** висока температура, що супроводжується ознобом, тахікардією, гіпотензією або млявістю, може свідчити про сепсис або іншу серйозну інфекцію.
- **Травма:** травми, отримані в результаті нещасних випадків, падінь або насильства, залежно від їх локалізації та тяжкості, можуть вимагати негайного лікування.

Ці критерії - лише верхівка айсберга. Насправді здатність оцінювати ступінь тяжкості також ґрунтується на клінічному досвіді, професійній інтуїції та постійному навчанні. Навички оцінювання досвідченої медичної сестри є поєднанням науки та мистецтва і відіграють неоціненну роль у порятунку життя.

- **Спілкування з пацієнтами, які очікують на прийом**

Відділення невідкладної допомоги, з їхнім неспокійним темпом і напруженою атмосферою, можуть бути джерелом тривоги для багатьох пацієнтів. Очікування часто є найгіршим часом для них, сповненим невизначеності, дискомфорту і стресу. У цьому контексті спілкування стає безцінним інструментом для заспокоєння, інформування та управління очікуваннями. Ось як це працює для медсестри невідкладної допомоги.

- **Встановлення довіри з самого початку:** Під час першої взаємодії медсестра повинна створити клімат довіри. Це передбачає активне слухання, зоровий контакт і заспокійливі жести. Представлення себе і коротке пояснення своєї ролі також може допомогти побудувати довіру.
- **Поясніть процес сортування:** багато пацієнтів не розуміють, чому інших, які прибувають після них, оглядають першими. Пояснення концепції сортування на основі тяжкості випадку може допомогти прояснити ситуацію і звести до мінімуму розчарування.
- **Регулярне** інформування: якщо пацієнт змушений довго чекати, важливо тримати його в курсі ситуації. Просте "Ми не забули, але зараз ми перевантажені" може зняти деякі занепокоєння.
- **Будьте чіткими і чесними:** якщо ви маєте проводити тести або процедури, важливо пояснити, що це таке, навіщо вони потрібні і скільки часу вони займуть.
- **Активно прислухатися до проблем:** деякі пацієнти мають особливі потреби чи занепокоєння під час очікування. Вони можуть бути пов'язані з болем, тривогою або особистими проблемами, такими як догляд за дитиною. Вислухавши їх, ви можете допомогти їм знайти рішення або запропонувати підтримку.
- **Використовуйте відповідну мову:** зберігаючи медичну точність, важливо висловлюватися просто і зрозуміло для пацієнта. Уникайте

медичного жаргону, де це можливо, і переконайтеся, що пацієнт зрозумів інформацію.
- **Керування емоціями:** деякі пацієнти можуть бути схвильованими, тривожними або навіть злими. Важливо підходити до таких ситуацій з емпатією, спокоєм і професіоналізмом, встановлюючи при цьому чіткі межі.
- **Запевнення у догляді:** навіть під час очікування пацієнти повинні знати, що вони в надійних руках і що їхнє благополуччя є пріоритетом.
- **Заохочуйте зворотній зв'язок:** запитуйте пацієнтів про те, як покращити комунікацію або процес очікування, і ви отримаєте цінну інформацію для оптимізації послуги.

Ефективна, емпатична комунікація не лише зменшує тривожність пацієнтів, але й сприяє кращій співпраці, мінімізує непорозуміння та зміцнює довіру до медичних працівників. У світі відділень невідкладної допомоги, де кожна мить може бути вирішальною, хороша комунікація з пацієнтами, які очікують на прийом, є безцінним активом, що гарантує безперебійне та ефективне надання допомоги.

Процедурний кабінет

• Базове медичне обладнання

Медичний світ відділення невідкладної допомоги - це суміш швидких дій, точної діагностики та технічних процедур. Для виконання цих завдань медсестри покладаються на широкий спектр медичного обладнання. Ці інструменти, необхідні для догляду за пацієнтами, повинні бути надійними і швидко доступними. Ось огляд основного медичного обладнання, яке зазвичай є у відділенні невідкладної допомоги.

- **Монітор життєво** важливих **показників:** цей пристрій використовується для постійного або ситуативного моніторингу артеріального тиску, частоти серцевих скорочень, частоти дихання, температури та насичення киснем пацієнта.
- **Дефібрилятор:** життєво важливий для лікування зупинки серця, він посилає електричний імпульс до серця, намагаючись відновити нормальний серцевий ритм.
- **Візок невідкладної допомоги (або реанімаційний візок):** містить все обладнання, необхідне для серцево-легеневої реанімації, наприклад, ліки, шприци, ендотрахеальні трубки та багато інших необхідних інструментів.
- **Відсмоктувач слизу:** використовується для видалення виділень з рота або дихальних шляхів, необхідний під час операцій для очищення дихальних шляхів.
- **Пульсоксиметр:** зазвичай розміщується на кінчику пальця і вимірює насичення крові киснем, даючи швидку інформацію про функцію легень пацієнта.
- **Стетоскоп:** символічний інструмент медичного світу, який використовується для прослуховування внутрішніх звуків організму, таких як серцебиття, дихання або кишкові шуми.
- **Монітор артеріального тиску :** Використовується для вимірювання артеріального тиску, цей інструмент необхідний для оцінки гемодинамічного стану пацієнта.
- **Клінічний термометр:** буває різних моделей (вушний, на лоб та оральний) і має вирішальне значення для виявлення гарячкових або гіпотермічних станів.
- **Набір для інтубації:** використовується для утримання дихальних шляхів відкритими, включає

в себе леза ларингоскопа, ендотрахеальні трубки та манжети.
- **Шприци та голки: вони бувають** різних розмірів і використовуються для введення ліків і вакцин або для забору крові.
- **Інфузійні набори:** включають все обладнання, необхідне для внутрішньовенного введення розчинів або ліків.
- **Інфузійний насос:** використовується для введення ліків або рідин з точною швидкістю.
- **Шовний матеріал:** використовується для зашивання ран, включає голки, нитки та пінцети.
- **Перев'язувальні матеріали:** Включає компреси, бинти, антисептики та інші необхідні засоби для захисту та лікування ран.
- **Іммобілізаційне обладнання:** як і шини або шийні комірці, використовується для іммобілізації кінцівок або хребта в разі підозри на перелом або травму.

Це обладнання, часто стратегічно розміщене для оптимального використання, є основою невідкладної допомоги. Медсестри повинні досконало володіти цим обладнанням, щоб мати змогу втручатися швидко і ефективно, часто в ситуаціях, коли кожна секунда на рахунку.

- **Управління номерами та ліжками**

Плинність відділення невідкладної допомоги значною мірою залежить від оптимального управління просторовими ресурсами. Палати і ліжка, зокрема, знаходяться в центрі цієї динаміки, оскільки вони є місцем, де пацієнти отримують безпосередню допомогу. Погане управління може призвести до затримок, розчарувань і навіть ризиків для безпеки пацієнтів. Давайте розглянемо цей часто недооцінений, але важливий аспект невідкладної допомоги.

- **Важливість ефективної системи сортування:** ще до того, як розглядати питання управління відділеннями та ліжками, важливо правильно сортувати пацієнтів одразу після їхнього прибуття. Ефективна система сортування гарантує, що ліжка і палати розподіляються відповідно до медичного пріоритету, а не порядку прибуття.
- **Ротація ліжок:** швидке і ретельне прибирання та дезінфекція ліжок між пацієнтами має важливе значення для запобігання поширенню інфекцій. Це вимагає тісної координації між командою догляду та командою прибиральників.
- **Управління ліжковим фондом:** У ситуаціях масового напливу пацієнтів, наприклад, під час катастроф чи епідемій, відділення невідкладної допомоги можуть бути швидко переповнені. Наявність плану збільшення ліжкового фонду, навіть тимчасового, може бути життєво важливою. Це може включати використання нетрадиційних зон для надання допомоги або переведення пацієнтів до інших відділень чи лікарень.
- **Управління спеціалізованими ліжками:** деякі ліжка та палати спеціально обладнані для надання певних видів допомоги, наприклад, травматологічної або кардіологічної. Правильний розподіл цих ресурсів є життєво важливим для того, щоб пацієнти отримували належну допомогу.
- **Міжвідомча комунікація:** Відділення невідкладної допомоги не є ізольованими. Тісна співпраця з іншими відділеннями, такими як радіологія, хірургія чи інтенсивна терапія, може полегшити переміщення пацієнтів по лікарні.

- **Управління часом очікування:** Хоча ми докладаємо всіх зусиль, щоб мінімізувати час очікування, іноді пацієнтам доводиться чекати на ліжко-місце. У таких ситуаціях чітке та емпатичне спілкування має важливе значення для управління очікуваннями та заспокоєння пацієнтів.
- **Технології моніторингу в реальному часі:** Багато сучасних лікарень використовують системи моніторингу в реальному часі для візуалізації доступності ліжок, що полегшує прийняття рішень і координацію.
- **Протоколи для пацієнтів, які довго чекають:** У ситуаціях, коли пацієнтам доводиться довго чекати на ліжко у спеціалізованому відділенні, необхідні чіткі протоколи, які гарантуватимуть, що вони отримають належний догляд під час очікування.
- **Підготовка та навчання персоналу:** персонал повинен проходити регулярне навчання з найкращих практик управління ліжковим фондом та палатами, а також з конкретних лікарняних протоколів.
- **Зворотний зв'язок і постійне вдосконалення:** зворотний зв'язок від медичних працівників, пацієнтів та їхніх родин має важливе значення для визначення сфер для вдосконалення та адаптації управлінських стратегій.

Ефективне управління відділеннями та ліжками невідкладної допомоги - це логістичний балет, що вимагає виняткової координації, комунікації та підготовки. При правильному управлінні це забезпечує оптимальний потік пацієнтів, ефективне використання ресурсів і швидке, ефективне надання допомоги, що гарантує найкращий результат для кожного пацієнта.

Розділ 3

ОСНОВНІ КЛІНІЧНІ НАВИЧКИ

Швидка оцінка стану пацієнта

- 3.1.1 ABCDE оцінки

Підхід ABCDE - це систематичний інструмент сортування та оцінки, який використовується медичними працівниками, особливо у відділеннях невідкладної допомоги, для оцінки та лікування пацієнтів у порядку, який визначає пріоритетність безпосередніх загроз для життя. Цей метод гарантує, що жоден життєво важливий крок не буде пропущений при первинній оцінці та лікуванні пацієнта. Розгляньмо докладніше кожен з цих кроків:

- A - Авіакомпанії
  - **Оцінка**: Переконайтеся, що дихальні шляхи вільні і немає перешкод, що заважають потоку повітря.
  - **Втручання**: якщо дихальні шляхи незахищені або закупорені (кров'ю, блювотними масами, травмою тощо), може знадобитися негайне втручання, наприклад, інтубація або розміщення пацієнта в безпечному положенні.
- B - Дихання
  - **Оцінка**: Спостерігайте за частотою та глибиною дихання, прослухайте дихальні шуми та оцініть симетричність розширення грудної клітки.
  - **Втручання**: У разі розладу дихання пацієнту може знадобитися киснева терапія, допоміжна вентиляція легень або інші втручання для стабілізації дихання.
- C - Трафік
  - **Оцінка**: перевірте пульс, артеріальний тиск, колір і температуру шкіри. Шукайте ознаки шоку або кровотечі.

- **Втручання**: У разі порушення кровообігу можуть знадобитися такі заходи, як введення рідини, серцево-легенева реанімація (СЛР) або медикаментозне лікування.
- D - Неврологічний дефіцит (інвалідність)
  - **Оцінка**: Швидко оцініть неврологічний стан за допомогою шкали Глазго або інших інструментів для вимірювання рівня свідомості. Перевірте реактивність зіниць, моторику та чутливість.
  - **Втручання**: Залежно від результатів, заходи можуть включати стабілізацію хребта, призначення ліків або іншу спеціалізовану допомогу.
- E - Експозиція/навколишнє середовище
  - Огляд: оглянути все тіло, знявши одяг, якщо необхідно, для пошуку прихованих травм, зберігаючи при цьому гідність пацієнта і захищаючи його від переохолодження.
  - **Втручання**: Обробіть виявлені рани, укрийте пацієнта, щоб підтримувати стабільну температуру тіла та захистити від інших стресів навколишнього середовища.

Після завершення оцінки ABCDE дуже важливо регулярно проводити переоцінку стану пацієнта, особливо якщо його стан змінюється. Ця методологія слугує наріжним каменем первинної оцінки пацієнтів у невідкладних станах, забезпечуючи структуроване і послідовне ведення та зменшуючи ризик пропуску загрозливих для життя ситуацій.

- **Інтерпретація показників життєдіяльності**

Життєві показники є об'єктивними показниками основних функцій організму і відіграють важливу роль в оцінці фізіологічного стану людини. В умовах невідкладної допомоги їх швидка і правильна інтерпретація часто може спрямувати початкове втручання і надати важливі підказки про стан здоров'я пацієнта. Нижче ми детально розглянемо ці ознаки та їхню інтерпретацію:

- Температура тіла
    - *Нормальна*: в середньому близько 37°C, але може коливатися від 36,1°C до 37,2°C.
    - *Тлумачення*: Висока температура (лихоманка) може свідчити про інфекцію, запалення або інші захворювання. Низька температура тіла (гіпотермія) може бути наслідком впливу холоду, певних захворювань або гіпотиреозу.
- Пульс або частота серцевих скорочень
    - *Норма*: 60-100 ударів на хвилину (уд./хв) для дорослої людини в стані спокою.
    - *Тлумачення*: Висока частота серцевих скорочень (тахікардія) може бути викликана лихоманкою, анемією, зневодненням або іншими станами. Низька частота серцевих скорочень (брадикардія) може бути викликана переохолодженням, прийомом ліків або проблемами з серцем.
- Частота дихання
    - *Норма*: 12-20 вдихів на хвилину для дорослої людини в стані спокою.
    - *Тлумачення*: Прискорене дихання (тахіпное) може бути викликане лихоманкою, тривогою, анемією або захворюванням легенів. Уповільнене дихання (брадипное) може бути викликане прийомом ліків, пошкодженням мозку або іншими станами.

- Артеріальний тиск
  - *Норма*: систолічний 90-120 мм рт.ст., діастолічний 60-80 мм рт.ст. для дорослої людини.
  - *Тлумачення*: Високий кров'яний тиск (гіпертонія) є фактором ризику багатьох серцево-судинних захворювань. Низький кров'яний тиск (гіпотонія) може свідчити про зневоднення, крововтрату або інші серйозні захворювання.
- Насичення киснем (SpO2)
  - *Норма*: 95-100%.
  - *Тлумачення*: SpO2 менше 95% може вказувати на гіпоксемію, що означає, що рівень кисню в крові недостатній. Це може бути пов'язано з проблемами з легенями, серцем або тяжкою анемією.
- Біль
  - Хоча технічно оцінка болю не є "життєво важливою ознакою" в традиційному розумінні, її часто включають як п'яту життєво важливу ознаку.
  - *Інтерпретація*: Шкала болю, що зазвичай варіюється від 0 (відсутність болю) до 10 (найсильніший біль, який тільки можна собі уявити), допомагає лікарям оцінити інтенсивність болю пацієнта, зрозуміти його потенційну причину і вирішити, які втручання необхідні.

При інтерпретації життєво важливих показників важливо враховувати загальний контекст пацієнта, включаючи вік, стать, історію хвороби та інші наявні симптоми. Незначні відхилення можуть бути нормальними для деяких людей, тоді як більші або раптові відхилення часто вимагають медичної допомоги та втручання.

Методи втручання

- **Розміщення венозних ліній**

Встановлення периферичної венозної лінії, відомої як "внутрішньовенний катетер" або "перфузійна лінія", є поширеною процедурою в медицині, особливо у відділеннях невідкладної допомоги. Її використовують для введення ліків і рідин, а також для забору зразків крові. Ось детальний огляд цієї процедури:

- Підготовка
    - **Вибір обладнання**: Підбір катетера відповідно до його призначення (введення ліків, розчинів, зразків) та розміру вен пацієнта.
    - **Підготовка пацієнта**: проінформуйте пацієнта про процедуру, заспокойте його та отримайте згоду. Правильно розташуйте руку.
    - **Гігієна**: мийте руки та одягайте стерильні рукавички.
- Вибір місця вставки
    - Найчастіше уражаються вени на тильній стороні кисті, передпліччі та згині ліктя.
    - Вибір залежить від розміру та стану вен, а також від комфорту пацієнта. Уникайте ділянок біля суглобів, якщо це можливо, щоб зменшити рухливість катетера.
- Дезінфекція
    - Змоченим в антисептику компресом продезінфікуйте місце введення, використовуючи кругові рухи зсередини назовні.
- Введення катетера
    - Натягніть шкіру, щоб стабілізувати вену.
    - Введіть голку по ходу вени під відповідним кутом (зазвичай від 10° до 30°).

- Коли в катетерній камері спостерігається венозне повернення, просуньтеся ще трохи вперед, а потім введіть катетер, одночасно виводячи голку.
- Монтаж і використання
  - Міцно зафіксуйте катетер на шкірі за допомогою лейкопластиру або спеціальних пристосувань, щоб запобігти його переміщенню.
  - Покладіть стерильний компрес на місце введення. Потім підключіть інфузійну систему або інфузійну пробку.
  - Почніть вводити ліки або рідину відповідно до призначень лікаря.
- Обслуговування та нагляд
  - Регулярно перевіряйте місце введення на наявність ознак інфекції, запалення, гематоми або інфільтрації.
  - Переконайтеся, що швидкість інфузії правильна і що пацієнт не виявляє ознак дискомфорту або ускладнень.
- Виведення коштів
  - Зупиніть вливання.
  - Обережно витягніть катетер у напрямку вени, м'яко притискаючи його компресом, щоб запобігти кровотечі.
  - Поспостерігайте та оцініть місце введення. Якщо все виглядає нормально, закріпіть компрес лейкопластиром.

Введення венозної лінії вимагає вмілої техніки і ретельного підходу, щоб мінімізувати ризик ускладнень і забезпечити комфорт пацієнта.

• Інтубація та вентиляція легень

Ендотрахеальна інтубація - це медична процедура, яка полягає у введенні трубки в трахею для забезпечення механічної вентиляції легенів. Ця процедура може бути життєво важливою в ситуаціях, коли пацієнт не в змозі самостійно підтримувати адекватну прохідність дихальних шляхів або вентиляцію легенів. Ось детальний огляд процедури і того, що відбувається далі:

- Показання до інтубації
    - Гостра дихальна недостатність.
    - Захист дихальних шляхів (наприклад, у разі травми або отруєння).
    - Хірургічні процедури, що потребують загальної анестезії.
    - Зупинка серця і дихання.
- Підготовка
    - **Вибір обладнання**: Підготуйте ларингоскоп, ендоскоп та ендотрахеальну трубку відповідного розміру.
    - **Медикаментозне лікування**: Для полегшення інтубації можуть знадобитися седативні та паралітичні засоби.
    - **Положення пацієнта**: Положення для нюхання, з витягуванням шиї та згинанням голови.
- Процедура інтубації
    - Відкрийте рот пацієнта і обережно введіть ларингоскоп.
    - Розкрийте голосові зв'язки, обережно піднявши надгортанник лезом ларингоскопа.
    - Введіть ендотрахеальну трубку через голосові зв'язки в трахею.
    - Вийміть ларингоскоп, утримуючи трубку на місці.
- Підтвердження положення трубки
    - Спостерігайте за симетричним підняттям обох геміторксів під час вентиляції.
    - Прислухайтеся до звуків дихання з обох боків грудної клітки.

- Використовуйте капнограф для виявлення видихуваного CO_2, підтверджуючи, що трубка на місці.
- Для підтвердження положення також може бути зроблений рентген грудної клітки.
- Фіксація та вентиляція трубок
  - Щільно прикріпіть трубку до рота пацієнта, щоб запобігти випадковому зміщенню.
  - Підключіть трубку до апарату штучної вентиляції легенів або самонадувного мішка для вентиляції.
- Постінтубаційний моніторинг
  - Регулярно контролюйте життєві показники пацієнта, насичення киснем і положення трубки.
  - Оцініть комфорт пацієнта та рівень седації, за необхідності відкоригуйте дозування ліків.
- Екстубація
  - Після усунення основних причин інтубації пацієнта можна екстубувати.
  - Переконайтеся, що пацієнт не спить, реагує на команди, має хороший кашльовий рефлекс і стабільне дихання.
  - Швидко вийміть трубку, попросивши пацієнта відкашлятися, щоб вивести слиз або залишки їжі.

Оволодіння технікою інтубації вимагає поглибленого навчання і практики, оскільки процедура пов'язана з певними ризиками. Особливу увагу слід приділяти підготовці, безпечному виконанню інтубації та ретельному моніторингу стану інтубованого пацієнта.

- **СЛР та дефібриляція**

Серцево-легенева реанімація (СЛР) та дефібриляція є життєво важливими втручаннями у разі раптової зупинки серця. Ці процедури можуть значно підвищити шанси пацієнта на виживання та одужання без неврологічних наслідків.

- Розпізнавання зупинки серця
    - Відсутність реакції на стимуляцію.
    - Відсутність дихання або ненормальне дихання (наприклад, задишка).
    - Пульсу немає.
- Негайний початок СЛР
    - **Положення пацієнта**: Покласти пацієнта на спину на тверду поверхню.
    - **Стискання грудної клітки**: покладіть руки одна на одну в центрі грудної клітки і робіть глибокі стискання (не менше 5 см) зі швидкістю не менше 100-120 за хвилину.
    - **Вентиляція**: Після 30 вдихів зробіть 2 вдихи, тримаючи дихальні шляхи відкритими, або використовуючи штучне дихання "рот в рот", або бар'єрний пристрій.
- Використання автоматичного зовнішнього дефібрилятора (АЗД)
    - Увімкніть АЗД, як тільки він стане доступним.
    - Дотримуйтесь голосових або візуальних інструкцій пристрою.
    - Розмістіть електроди, як показано на малюнку (один під правою ключицею, а інший - у нижній лівій частині грудної клітки).
    - Переконайтеся, що ніхто не торкається пацієнта, поки АЗД оцінює серцевий ритм.
    - Якщо рекомендовано застосувати розряд, ще раз переконайтеся, що ніхто не торкається пацієнта, а потім натисніть кнопку розряду.

- Продовження СЛР
  - Відразу після дефібриляції відновити СЛР.
  - Чергуйте компресії грудної клітки та вентиляцію (співвідношення 30:2).
  - Якщо ви знаходитесь наодинці, виконуйте СЛР протягом 2 хвилин, а потім знову перевірте ритм за допомогою АЗД.
  - Якщо присутні кілька рятувальників, міняйте ролі кожні 2 хвилини, щоб уникнути втоми.
- Пост-реанімація
  - Якщо у пацієнта з'являються ознаки відновлення спонтанного кровообігу (наприклад, рух, кашель, вдих), припиніть СЛР і оцініть дихання та пульс.
  - Якщо пацієнт дихає нормально, покладіть його/її в бічне безпечне положення.
  - Постійно спостерігайте за пацієнтом в очікуванні кваліфікованої допомоги.
- Розширена підтримка
  - Якщо доступна сучасна медична допомога, можуть знадобитися медикаментозне лікування, інтубація та інші втручання.
  - Пацієнт може потребувати інтенсивної терапії та подальших обстежень, щоб визначити причину зупинки серця.

У разі зупинки серця важливе значення має швидке реагування. Кожна хвилина без СЛР та дефібриляції значно зменшує шанси пацієнта на виживання. Регулярні тренування та змодельовані сценарії надзвичайних ситуацій необхідні для підтримання навичок СЛР та дефібриляції.

Розділ 4

ПОШИРЕНІ ПАТОЛОГІЇ І ТУРБОТУ

Травма

- **Політравма**

Політравма - це серйозна травма, яка вражає одночасно кілька областей або систем людського організму. Ці невідкладні медичні ситуації вимагають швидкої оцінки, визначення пріоритетів та втручання, щоб оптимізувати шанси пацієнта на виживання та одужання. Пропонуємо детальний огляд лікування політравми:

- Початкова оцінка
    - **ABCDE**: Ця оцінка зосереджена на захисті дихальних шляхів (Airway), диханні (Breathing), кровообігу (Circulation), неврологічному дефіциті (Disability) та впливі/середовищі (Exposure/Environment).
    - **Стабілізація**: Негайна стабілізація життєво важливих функцій необхідна перед подальшим обстеженням.
- Вторинна оцінка
    - **Повне обстеження**: Цей етап складається з огляду з голови до ніг для виявлення будь-яких травм.
    - Для більш точної оцінки можуть знадобитися рентгенівські промені, КТ або УЗД.
- Управління дихальними шляхами та диханням
    - Інтубація може знадобитися для захисту дихальних шляхів або забезпечення адекватної вентиляції.
    - Торакальна травма, наприклад, пневмоторакс або гемопневмоторакс, може вимагати торакостомії або встановлення грудної трубки.

- Управління дорожнім рухом
  - Зупинка зовнішньої кровотечі за допомогою компресів, пов'язок або джгутів.
  - Внутрішня кровотеча може потребувати хірургічного або радіологічного втручання для стабілізації.
- Неврологічне обстеження та лікування
  - Моніторинг та стабілізація неврологічних функцій, оцінка рівня свідомості.
  - Профілактика вторинних уражень внаслідок набряку мозку або гіпоксії.
- Лікування переломів
  - Іммобілізація переломів для запобігання подальшому пошкодженню та полегшення болю.
  - Деякі переломи можуть потребувати хірургічного втручання для фіксації.
- Інші конкретні втручання
  - Лікування інших травм, таких як травма живота або таза, опіки або термічна травма, залежить від характеру і тяжкості кожної травми.
- Посттравматичний моніторинг
  - Пацієнти з політравмою потребують ретельного спостереження у відділенні інтенсивної терапії або травматології.
  - Важливими є знеболення, моніторинг життєво важливих показників, профілактика ускладнень і регулярна переоцінка.
- Реконструкція
  - Після стабілізації стану пацієнти часто потребують фізичної та професійної реабілітації або інших методів лікування, щоб повністю відновитися або адаптуватися до нових обмежень.

- Психосоціальна підтримка
- Врахування психологічних наслідків політравми має вирішальне значення. Пацієнти можуть потребувати психологічної допомоги або підтримки для подолання емоційних наслідків.

Лікування політравми вимагає мультидисциплінарного підходу, що поєднує клінічний досвід, оперативність і координацію між різними фахівцями для забезпечення найкращого догляду.

• Черепно-мозкова травма

Черепно-мозкова травма (ЧМТ) - це пошкодження головного мозку внаслідок зовнішньої травми, чи то прямого удару по голові, чи то ріжучої сили після швидкого поштовху. Вони варіюються від легкого струсу мозку до важких травм мозку і можуть мати наслідки на все життя. Розуміння ступеня тяжкості, оцінка та лікування мають важливе значення для будь-якого медичного працівника, особливо в умовах надзвичайної ситуації.

- Етіологія та механізм
  - **Поширені причини**: Дорожньо-транспортні пригоди, падіння, акти насильства, спортивні травми.
  - **Механізми**: пряма контузія, удар і зустрічний удар, зсувні травми (аксональна дифузія).
- Класифікація
  - **Легка**: також відома як струс мозку. Часто без втрати свідомості або з короткочасною втратою свідомості.
  - **Помірний**: Втрата свідомості від кількох хвилин до кількох годин, можлива

сплутаність свідомості на кілька днів або тижнів.
- **Серйозні**: тривала втрата свідомості або амнезія, високий ризик ускладнень.
- Симптоми та клінічні ознаки
  - Головний біль, запаморочення, нудота.
  - Порушення зору, чутливості до світла або шуму.
  - Труднощі з концентрацією уваги або пам'яттю.
  - Зміни в настрої або поведінці.
- Оцінка та діагностика
  - **Початкова оцінка ABCDE**: Як і для всіх травмованих пацієнтів, початкова стабілізація є дуже важливою.
  - **Шкала коми Глазго (ШКГ)**: стандартний інструмент для оцінки рівня свідомості.
  - **Візуалізація**: сканування головного мозку для виявлення крововиливів, переломів та інших пошкоджень.
- Початкове лікування
  - Стабілізація дихальних шляхів, дихання та кровообігу.
  - Іммобілізація шийного відділу хребта при підозрі на пошкодження шийного відділу хребта.
  - Зменшення набряку головного мозку за допомогою таких препаратів, як манітол.
  - Суворий неврологічний контроль.
- Можливі ускладнення
  - Внутрішньочерепні гематоми: епідуральні, субдуральні, інтрапаренхіматозні.
  - Набряк мозку.
  - Інфекції, якщо череп відкритий або переломлений.
  - Напади.

- Реабілітація та моніторинг
    - Триває неврологічне обстеження.
    - Фізіотерапія, логопедія та ерготерапія.
    - Консультування або терапія емоційних або поведінкових розладів.
    - Інформування пацієнта та його родини про ознаки ускладнень або погіршення стану.
- Профілактика
    - Одягайте шоломи, коли берете участь у видах спорту або заходах з підвищеним ризиком.
    - Заходи безпеки дорожнього руху.
    - Попередження падінь, особливо серед людей похилого віку.

Лікування ЧМТ вимагає глибокої клінічної пильності та досвіду. У той час як багато хто повністю одужує після легкого струсу мозку, важка ЧМТ може мати довготривалі наслідки, що вимагає мультидисциплінарного підходу для оптимізації одужання.

Гострі медичні стани

• Інфаркт міокарда

Інфаркт міокарда, більш відомий як серцевий напад, виникає внаслідок переривання кровопостачання частини серцевого м'яза, що призводить до ішемії та некрозу тканин. Цей гострий медичний стан є основною причиною захворюваності та смертності в усьому світі. Швидке лікування і точна діагностика мають важливе значення для оптимізації результатів лікування.

- Етіологія та патофізіологія
    - **Найпоширеніші причини**: Закупорка коронарної артерії тромбом, часто після розриву атеросклеротичної бляшки.
    - **Ішемія та некроз**: Втрата доступу кисню, що спричиняє пошкодження клітин, а потім загибель клітин міокарда.
- Клінічна презентація
    - Біль у грудях, часто описується як тиск або здавлювання.
    - Біль іррадіює в ліву руку, щелепу, спину або плече.
    - Задишка, пітливість, нудота, запаморочення.
- Діагноз
    - **Електрокардіограма (ЕКГ)**: виявляє відхилення, характерні для ішемії або інфаркту.
    - **Аналізи крові**: підвищення рівня серцевих ферментів, таких як тропонін.
    - **Інші дослідження**: Ехокардіографія, коронарна ангіографія.
- Початкове лікування
    - **Медикаментозне лікування**: аспірин, нітрати, бета-блокатори, антикоагулянти.
    - **Реперфузія**: тромболізис або первинна ангіопластика для відновлення кровотоку.
- Довгострокове управління
    - Ліки : Статини, інгібітори АПФ, антиагреганти.
    - Зміна способу життя : збалансоване харчування, відмова від куріння, фізичні вправи.
    - Кардіологічна реабілітація: програма під наглядом, спрямована на покращення кардіореспіраторного потенціалу та зменшення факторів ризику.

- Ускладнення
  - Серцева недостатність: нездатність серця ефективно перекачувати кров.
  - Аритмії: порушення серцевого ритму, які можуть призвести до летального результату.
  - Розрив серця: розрив серцевого м'яза або стінки.
- Профілактика
  - Контроль факторів ризику: гіпертонія, гіперхолестеринемія, діабет.
  - Інформування громадськості: розпізнавання симптомів та швидке втручання.
- Емоційна та психосоціальна підтримка
  - Підтримка в боротьбі з тривогою, депресією або посттравматичним стресом, які можуть виникнути після серцевого нападу.
  - Консультування пацієнтів та їхніх родин щодо повернення до нормального життя, включаючи відновлення фізичної активності та інтимних стосунків.

Інфаркт міокарда - це невідкладний стан, що вимагає швидкого та ефективного втручання. Профілактика, раннє виявлення та комплексне лікування мають важливе значення для покращення якості життя пацієнтів та зниження ризику майбутніх ускладнень.

- **AVC**

Інсульт, широко відомий як порушення мозкового кровообігу, виникає, коли кровопостачання частини мозку переривається, викликаючи ішемію нервових клітин, що може призвести до швидкої втрати функцій мозку. Інсульт - це невідкладна медична допомога, і швидке лікування може значно зменшити пошкодження мозку та ускладнення.

- Етіологія та патофізіологія
    - **Ішемічний інсульт**: спричинений закупоркою мозкової артерії. Це найпоширеніший тип.
    - **Геморагічний інсульт**: виникає внаслідок розриву кровоносної судини в головному мозку.
    - **Фактори ризику**: гіпертонія, куріння, атеросклероз, миготлива аритмія.
- Клінічна презентація
    - Слабкість або параліч з одного боку тіла.
    - Труднощі з мовленням або розумінням.
    - Погіршення зору.
    - Втрата рівноваги або координації.
    - Раптовий, сильний головний біль.
- Діагноз
    - **Початкова оцінка**: FAST (обличчя, рука, мова, час) для швидкої оцінки.
    - **Візуалізація**: комп'ютерна томографія (КТ) або МРТ головного мозку.
    - **Інші дослідження**: ЕКГ, УЗД сонних артерій.
- Початкове лікування
    - **При ішемічному інсульті**: тромболізис, антикоагулянти.
    - **При геморагічному інсульті**: контроль артеріального тиску, можливе хірургічне втручання для зниження внутрішньочерепного тиску.
- Реабілітація та відновлення
    - Фізіотерапія для покращення рухливості та сили.
    - Працетерапія для відновлення незалежності у повсякденній діяльності.

- Логопедична терапія мовних розладів.
- Ускладнення
    - М'язова атрофія.
    - Проблеми з ковтанням.
    - Постінсультна депресія.
- Вторинна профілактика
    - Контроль факторів ризику: антигіпертензивні препарати, статини.
    - Хірургічне втручання: наприклад, ендартеректомія сонної артерії при певних стенозах.
    - Навчання пацієнтів: дієта, фізичні вправи, відмова від куріння.
- Психологічна підтримка
    - Допомагаємо пацієнтам та їхнім родинам адаптуватися до життєвих змін.
    - Групи підтримки для пацієнтів та опікунів.
- Повернення до повсякденного життя
    - Поради щодо відновлення водіння, роботи та соціальної активності.
    - Підвищення обізнаності про важливість постійного медичного спостереження.

Інсульт - це захворювання, яке може серйозно вплинути на життя пацієнтів та їхніх родин. Раннє лікування, комплексна реабілітація та постійна підтримка можуть допомогти максимально одужати та покращити якість життя після інсульту. Профілактика є ключовим фактором, і дуже важливо підвищувати обізнаність населення про тривожні ознаки та важливість швидкого звернення по допомогу в разі появи симптомів.

- **Напади астми**

Астма - це хронічне захворювання дихальних шляхів, яке характеризується запаленням і звуженням бронхіальних труб, що призводить до періодичних епізодів задишки, хрипів, кашлю і стиснення в грудях. Ці симптоми можуть мати різну інтенсивність і, у важких випадках, можуть призвести до потенційно смертельного нападу астми.

- Етіологія та патофізіологія
  - **Загальні тригери** : Алергени, респіраторні інфекції, фізичні навантаження, холодне повітря, стрес.
  - **Запальна реакція**: вивільнення хімічних медіаторів, що викликають набряк, вироблення слизу і звуження бронхів.
- Клінічна презентація
  - Задишка.
  - Хрипи на видиху.
  - Кашель, часто нічний.
  - Відчуття стиснення в грудях.
- Діагноз
  - **Історія хвороби**: частота, тривалість, тригери.
  - Функціональне дослідження органів дихання (ФЗД): Вимірювання об'єму вдихуваного та видихуваного повітря.
  - **Тест на оборотність**: вимірювання покращення за допомогою бронхолітика.
- Початкове управління кризою
  - Бронходилататори швидкої дії: наприклад, сальбутамол.
  - **Кисень**: якщо насичення киснем низьке.
  - **Системні кортикостероїди**: для зменшення запалення у важких випадках.
  - **Моніторинг**: регулярна оцінка життєво важливих показників, роботи дихання і насичення киснем.
- Довготривале лікування
  - Бронходилататори тривалої дії: такі як формотерол.

- **Інгаляційні протизапальні засоби: наприклад,** кортикостероїди.
- **Уникнення тригерів**: контроль алергенів, відмова від куріння.
- Ускладнення
  - Астматичний статус: тяжкий напад астми, що не відповідає на початкове лікування.
  - Дихальна недостатність.
- Профілактика
  - План дій при астмі: створення письмового плану для розпізнавання та лікування раннього загострення.
  - Вакцинація: Як вакцина проти грипу.
  - Навчання: техніка інгаляцій, розпізнавання симптомів.
- Психосоціальна підтримка
  - Керування тривогою та стресом, пов'язаними з астмою.
  - Групи підтримки для пацієнтів та їхніх родин.
- Важливість самоконтролю
  - Використання пікфлоуметра для моніторингу функції легень в домашніх умовах.
  - Щоденник симптомів для виявлення та уникнення тригерів.

Напад астми - це невідкладний стан, що вимагає швидкого втручання. Розуміння та управління хворобою мають важливе значення для запобігання загостренням, покращення якості життя та зниження ризику ускладнень. Освіта пацієнтів та міцне партнерство між пацієнтом і медичним працівником є ключовими факторами успішного лікування.

Розділ 5

КОМУНІКАЦІЯ В НАДЗВИЧАЙНИХ СИТУАЦІЯХ

Працюємо разом з медичною командою

- **Робота з лікарями**

У такому складному і динамічному середовищі, як відділення невідкладної допомоги, тісна співпраця між медсестрами і лікарями є надзвичайно важливою. Ефективна командна робота може значно покращити догляд за пацієнтами, безпеку та якість медичної допомоги, одночасно сприяючи створенню гармонійної робочої атмосфери.

- Розуміння відповідних ролей
  - **Медсестри**: клінічний моніторинг, введення ліків, навчання пацієнтів, координація догляду.
  - **Лікарі**: діагностика, терапевтичні рішення, інвазивні процедури.
- Ефективна комунікація
  - **SBAR (ситуація, передумови, оцінка, рекомендація)**: Структурований інструмент для полегшення передачі інформації.
  - **Активне слухання**: розуміння точки зору іншої людини, постановка запитань і з'ясування сумнівів.
- Колективне рішення
  - **Консультація**: Обговорення складних планів догляду або невизначених випадків.
  - **Конструктивний обмін думками**: Діліться ідеями, заснованими на досвіді та знаннях один одного.
- Взаємна повага
  - **Визнання експертизи**: оцінка унікального внеску кожного професіонала.

- **Управління конфліктами**: відкрите вирішення розбіжностей та пошук спільних рішень.
- Спільне підвищення кваліфікації
  - **Клінічні сесії**: презентації кейсів, новини про нові практики.
  - **Симуляції**: тренування на випадок надзвичайних ситуацій, посилення співпраці.
- Підтримка інцидентів
  - **Дебрифінги**: обговорення складних випадків або несприятливих подій.
  - **Емоційна підтримка**: розпізнавати стрес і виснаження, пропонувати вислухати.
- Розподіл обов'язків
  - **Делегування**: знати, коли і як делегувати певні завдання чи обов'язки.
  - **Автономія медсестер**: Визнання та підтримка навичок медсестер та прийняття ними рішень.
- Міждисциплінарний
  - **Співпраця з іншими фахівцями**: фармацевтами, соціальними працівниками, фізіотерапевтами тощо.
  - **Міждисциплінарні зустрічі**: сприяння цілісному баченню пацієнта.

Робота в синергії з лікарями є фундаментальною основою оптимальної допомоги в умовах надзвичайних ситуацій. Це вимагає прозорого спілкування, взаємної поваги та спільного бажання вчитися один в одного. Розвиваючи такі відносини, медсестри і лікарі можуть не лише покращити якість надання допомоги, а й збагатити власний професійний досвід.

- **Синергія з іншими медсестрами**

У такому неспокійному і непередбачуваному середовищі, як відділення невідкладної допомоги, згуртованість і співпраця між медсестрами є надзвичайно важливими. Така синергія підвищує якість надання допомоги, оптимізує ресурси і створює робочу атмосферу, в якій кожен член команди відчуває, що його цінують і підтримують.

- Додаткові навички
    - **Визнайте індивідуальні сильні сторони**: деякі медсестри можуть володіти спеціальними навичками або досвідом.
    - **Вчіться один в одного**: користуйтеся знаннями та порадами, якими діляться більш досвідчені колеги.
- Відкрита та прозора комунікація
    - **Регулярні обміни**: обмін інформацією про пацієнтів, зміни в протоколах або проблеми, що виникли.
    - **Конструктивний зворотний зв'язок**: заохочення культури зворотного зв'язку для постійного вдосконалення.
- Взаємна підтримка
    - **Прикриття під час перерв**: спостереження за пацієнтами колег під час їхнього відпочинку.
    - **Допомагати в напружені періоди**: спонтанно прийти на допомогу перевтомленому колезі.
- Планування та координація
    - **Розподіл завдань**: Розподіліть обов'язки відповідно до навичок, уподобань та кількості пацієнтів.
    - **Перехід догляду**: забезпечення чіткої передачі під час зміни команди.

- Професійний розвиток
    - **Групове навчання**: організація спільних навчальних сесій.
    - **Наставництво**: Досвідчені медсестри можуть направляти і консультувати новачків.
- Управління конфліктами
    - **Проактивне вирішення**: вирішення розбіжностей відкрито і з повагою.
    - **Посередництво**: залучення третьої сторони, наприклад, керівника команди, для вирішення конфліктів.
- Святкуємо успіх
    - **Взаємне визнання**: похвалити колегу за добре виконану роботу.
    - **Командні заходи**: організовуйте моменти відпочинку для зміцнення згуртованості.
- Благополуччя та емоційна підтримка
    - **Ділитися емоціями**: Обговорення складних випадків або стресових подій.
    - **Взаємне заохочення**: підтримувати один одного у важкі часи, нагадувати один одному про важливість піклування про себе.

Синергія між медсестрами не лише підвищує якість надання допомоги, але й професійне задоволення для всіх учасників. У метушні та суєті невідкладної допомоги ця солідарність є тим клеєм, який тримає команду разом, робить її ефективною та стійкою.

Спілкування з пацієнтами і сім'ї

- **Співчуття перед обличчям болю**

Біль, фізичний, емоційний чи психологічний, є універсальним і глибоко людським досвідом. В умовах невідкладної допомоги, коли пацієнти часто надходять у стані гострого дистресу, співчуття є наріжним каменем медсестринської допомоги. Воно виходить за рамки простої медичної дії, щоб доторкнутися до суті людської природи пацієнта.

- Розуміння болю
  - **Складність болю**: Визнання того, що біль є суб'єктивним і на нього можуть впливати фізіологічні, психологічні та соціальні фактори.
  - **Типи болю**: Розрізняють гострий, хронічний, невропатичний, соматичний і т.д. біль.
- Слухання та перевірка
  - **Уважна присутність**: приділяти пацієнтові всю свою увагу, коли він висловлює свій біль.
  - **Підтвердження почуттів**: Визнання та підтвердження досвіду пацієнта без осуду.
- Цілісна оцінка болю
  - **Шкала болю**: використовуйте стандартизовані інструменти для оцінки інтенсивності болю.
  - **Пошук першопричин**: Розуміння пускових або обтяжуючих факторів.
- Втручання з управління болем
  - **Фармакологічні втручання**: знеболюючі, протизапальні та допоміжні препарати.
  - **Немедикаментозні втручання**: техніки релаксації, відволікання, мануальна терапія.

- Роль емпатії
    - **Поставте себе на місце пацієнта**: уявіть, що відчуває пацієнт, щоб ви могли адаптувати свою реакцію.
    - **Уникнення вигорання співчуття**: Усвідомлення власних емоцій і розуміння того, коли потрібно просити про допомогу.
- Терапевтичне спілкування
    - **Техніка інтерв'ю**: ставити відкриті запитання, перефразовувати, доречно використовувати дотики.
    - **Керування сильними емоціями**: Пропонуйте підтримку, коли пацієнт висловлює гнів, розчарування або страх.
- Духовний і культурний вимір болю
    - **Повага до переконань**: розуміння того, як культура чи духовність можуть впливати на сприйняття болю.
    - **Адаптація допомоги**: врахування вподобань та переконань пацієнтів при наданні допомоги.
- Самообслуговування та життєстійкість
    - **Розпізнавати ознаки виснаження**: втома, дратівливість, відстороненість.
    - **Стратегії збереження**: техніки релаксації, супервізія, обмін досвідом з колегами.

Співчуття перед обличчям болю - це тонкий баланс між бажанням полегшити біль і здатністю залишатися емоційно стабільною. Для медсестер невідкладної допомоги здатність співчутливо реагувати на біль має важливе значення для надання якісної допомоги, зберігаючи при цьому власне благополуччя.

- **Керування тривогою близьких людей**

Страждання, які відчувають родичі, супроводжуючи пацієнта до лікарні швидкої допомоги, відчутні і зрозумілі. Зіткнувшись з невпевненістю, страхом і часто безпорадністю, ці емоції можуть заважати догляду за пацієнтом і благополуччю медичної бригади. Керування цією тривогою має важливе значення не лише для комфорту близьких, але й для безперебійного надання допомоги.

- Визнання та валідація
  - **Теплий прийом**: заспокійливе перше враження може розрядити багато тривог.
  - **Схвалення емоцій**: розпізнавання і прийняття почуттів близьких без осуду.
- Прозора комунікація
  - **Регулярні оновлення**: інформуйте родину та друзів про етапи процесу догляду, навіть якщо нічого суттєвого не змінилося.
  - **Активне слухання**: давати близьким можливість висловити свої проблеми та запитання.
- Освіта та інформація
  - **Прості, зрозумілі пояснення**: використовуйте доступну мову для пояснення процедур або стану пацієнта.
  - **Письмові матеріали**: надайте брошури або інформаційні листівки про поточні процедури або патології, про які йдеться.
- Виділений простір
  - **Комфортна кімната очікування**: спокійна обстановка може зменшити тривожність.
  - **Кімнати відпочинку**: облаштуйте місця, де можна відпочити, зарядитися енергією або відпочити від шуму та метушні.

- Віддані своїй справі професіонали
    - **Соціальні працівники**: Пропонувати психосоціальну підтримку або адаптовані ресурси.
    - **Психологи**: втручання в особливо травматичних ситуаціях.
- Управління конфліктними ситуаціями
    - **Методи деескалації**: Підходьте до напружених ситуацій спокійно і наполегливо.
    - **Протоколи безпеки**: знати, коли і як викликати охорону або поліцію.
- Залучення до догляду
    - **Участь у догляді**: Надання родичам можливості брати участь, де це можливо, у базовому догляді за пацієнтом або його комфорті.
    - **Підтримка у прийнятті рішень**: залучайте членів сім'ї до обговорення вибору лікування.
- Підготовка до виписки або переведення
    - **Чіткі пояснення**: інформуйте близьких про наступні кроки, незалежно від того, чи йдеться про переведення, госпіталізацію або виписку.
    - **Координація з іншими відділами**: забезпечення плавного переходу до інших відділів або установ.

Управління тривогою родичів вимагає поєднання комунікативних навичок, емпатії та технічних знань. Завдання медсестер - знайти цей баланс, щоб родичі відчували підтримку та інформованість, зберігаючи при цьому якість та ефективність догляду за пацієнтом.

Розділ 6

УПРАВЛІННЯ СТРЕСОМ І УНИКНУТИ ВИГОРАННЯ

Розуміння джерела стресу у відділеннях екстреної медичної допомоги

Відділення невідкладної допомоги - це особливо напружене середовище, де рішення часто доводиться приймати швидко, а ситуація може змінитися в одну мить. Розуміння джерел стресу, характерних для цього середовища, має важливе значення, якщо ми хочемо більш ефективно управляти ними і захистити благополуччя медичних працівників.

- Приплив пацієнтів
  - **Піки активності**: у певні періоди, такі як вихідні або свята, може спостерігатися масовий наплив пацієнтів.
  - **Довгі очікування**: Тиск переповнених залів очікування та довгі очікування можуть виснажувати.
- Тяжкість випадків
  - **Критичні ситуації**: лікування пацієнтів у ситуаціях, пов'язаних з життям і смертю, змушує персонал бути в постійній готовності.
  - **Рішення з далекосяжними наслідками**: кожне рішення, особливо у випадку критичних пацієнтів, може мати далекосяжні наслідки.
- Складність справ
  - **Поліпатологічні пацієнти**: одночасне вирішення кількох медичних проблем вимагає особливої пильності.
  - **Відсутність анамнезу**: Відсутність знань про історію хвороби пацієнта може ускладнити діагностику та лікування.

- Емоційні фактори
  - **Відносини з пацієнтами та їхніми сім'ями**: емоції родичів, страх, тривога або гнів можуть впливати на персонал.
  - **Травматичні ситуації**: Спостереження за стражданнями, смертю чи трагічними подіями має емоційний вплив.
- Логістичні труднощі
  - **Брак ресурсів**: нестача обладнання, ліжок або персоналу може посилити тиск.
  - **Швидка плинність кадрів**: Необхідність швидко звільнити ліжка для розміщення нових пацієнтів.
- Міжгалузеві зв'язки
  - **Співпраця з різними фахівцями**: Необхідність координувати дії з іншими відділеннями або лікарями-спеціалістами.
  - **Командна динаміка**: напруженість або розбіжності в команді можуть бути джерелом стресу.
- Баланс між роботою та особистим життям
  - **Ненормований робочий день**: нічні зміни, довгі години або чергування можуть порушити особисте життя.
  - **Психічне навантаження**: приносити роботу додому, як фізично, так і емоційно.
- Фізичне середовище
  - **Шум і метушня**: постійні приїзди і від'їзди, будильники і загальна метушня можуть виснажувати.
  - **Фізичні навантаження**: тривале стояння, підняття пацієнтів, повторювані рухи.

Розуміння цих джерел стресу є першим кроком у розробці стратегій управління та життєстійкості. Усвідомлюючи специфічні виклики відділення невідкладної допомоги, медичні працівники можуть краще підготуватися, адаптуватися та шукати підтримку, необхідну для підтримки здорової та сталої практики.

Техніки релаксації і декомпресії

Після багатьох годин, проведених у невідкладних ситуаціях, медсестри можуть відчувати високий рівень фізичного та психічного напруження. Навчитися розслаблятися та декомпресувати - це важливо для підтримки вашого самопочуття та здатності надавати якісну допомогу. Ось кілька ефективних технік і методів, які сприяють розслабленню і декомпресії:

- Глибоке дихання.
    - **Техніка 4-7-8**: вдихніть через ніс протягом 4 секунд, затримайте дихання на 7 секунд, а потім видихніть через рот протягом 8 секунд. Цей метод чудово підходить для швидкого заспокоєння розуму.
    - **Дихання животом**: зосередьтеся на диханні животом, а не грудьми для максимального розслаблення.
- Медитація та усвідомленість
    - **Медитація під керівництвом**: використовуйте додатки або записи, щоб стежити за сеансом медитації.
    - **Повне усвідомлення**: будьте присутніми в моменті, спостерігайте за своїми відчуттями і думками, без осуду.
- Фізичні вправи
    - **Йога**: Пози і дихання йоги можуть допомогти зняти м'язову напругу і заспокоїти розум.
    - **Швидка ходьба або біг підтюпцем**: серцево-судинні вправи вивільняють

ендорфіни, які є потужними природними знеболювальними засобами.
- Методи візуалізації
  - **Керована візуалізація**: уявіть себе в спокійному місці, наприклад, на пляжі або в лісі, щоб відволіктися від суєти і турбот поточного моменту.
  - **Позитивна візуалізація**: зосередьтеся на позитивних результатах і щасливих сценаріях, щоб підняти собі настрій.
- Поступове розслаблення м'язів
  - Навчіться напружувати і розслабляти кожну групу м'язів, починаючи з пальців ніг і закінчуючи головою.
- Рефлексивне письмо
  - **Щоденник подяки**: щодня записуйте три речі, за які ви вдячні.
  - **Щоденник декомпресії**: записуйте свої переживання, почуття і думки, щоб винести їх назовні.
- Прослуховування музики
  - Виберіть заспокійливі мелодії або звуки природи, які допоможуть вам розслабитися. Музика, яку ви любите, також може підняти настрій.
- Техніки самомасажу
  - **Масаж скронь**: ідеально підходить для зняття головного болю.
  - **Масаж кистей і зап'ясть**: корисний для медсестер, які виконують повторювані ручні операції.
- Регулярні перерви
  - Робіть короткі перерви, щоб розім'яти тіло, закрити очі або просто глибоко вдихнути.

- Гарячі ванни та душові кабіни
- Тепло розслабляє м'язи і дарує відчуття благополуччя.
- Альтернативні методи лікування
- **Акупунктура**: може допомогти зняти стрес і напругу.
- **Ароматерапія**: використання ефірних олій, таких як лаванда або ромашка, може мати заспокійливий ефект.

Важливо розпізнати, коли вам потрібно розслабитися, і знайти для цього час. Впровадження цих технік у вашу щоденну рутину може допомогти запобігти вигоранню та покращити якість вашого життя як на роботі, так і поза нею.

Нагляд та підтримку серед колег

Відділення невідкладної допомоги - це середовище, де стресові та непередбачувані ситуації є звичним явищем. У цьому контексті нагляд і підтримка між колегами мають вирішальне значення для забезпечення якісного догляду за пацієнтами, зберігаючи при цьому психічне та емоційне здоров'я медпрацівників.

- Важливість нагляду:
    - **Безперервне навчання**: супервізія дозволяє менш досвідченим медсестрам скористатися знаннями та досвідом своїх більш досвідчених колег.
    - **Удосконалення практики**: супервізія дає змогу доглядальникам коригувати та вдосконалювати свої техніки та клінічні підходи.

- **Запобігання помилкам**: Друга пара очей або друга думка може допомогти запобігти медичним помилкам.
- Цінність взаємної підтримки:
  - **Ділитися емоціями**: ділитися складними ситуаціями з іншими означає, що вам не доведеться нести тягар своїх емоцій і відповідальності наодинці.
  - **Практичні поради**: Колеги можуть запропонувати поради або методи, які вже були випробувані в подібних ситуаціях.
  - **Згуртованість команди**: підтримка один одного зміцнює командну солідарність і сприяє кращій співпраці.
- Організація нагляду:
  - **Регулярні зустрічі**: організуйте спеціальний час для обговорення практики, складних випадків і труднощів, що виникають.
  - **Спостереження в реальному часі**: досвідчені медсестри можуть спостерігати і консультувати своїх колег під час виконання технічних процедур.
- Створіть атмосферу довіри:
  - **Відкрите спілкування**: заохочуйте членів команди ділитися своїми проблемами та питаннями, не боячись осуду.
  - **Взаємна повага**: ми цінуємо внесок кожного члена команди, незалежно від рівня його досвіду.
- Стратегії емоційної підтримки:
  - **Дискусійні групи**: організуйте сесії, де команда може поговорити про свої почуття та емоції.
  - **Активне слухання**: навчитися слухати колег, не перебиваючи їх і даючи їм простір для самовираження.

- Безперервна освіта:
  - **Семінари**: організація семінарів для обміну передовим досвідом та останніми досягненнями у сфері невідкладної допомоги.
  - **Конструктивний зворотний зв'язок**: Надання доброзичливого і конструктивного зворотного зв'язку, щоб кожен міг розвиватися.
- Добробут команди:
  - **Релаксаційні заходи**: організуйте заходи поза роботою, щоб зміцнити згуртованість команди і дати можливість кожному розслабитися.
  - **Підвищення обізнаності про вигорання**: бути уважними до ознак втоми і вигорання та заохочувати діалог на цю тему.

Нагляд і підтримка між колегами мають важливе значення для забезпечення якості догляду та збереження благополуччя тих, хто надає допомогу. У такому складному середовищі, як екстрена допомога, піклуватися один про одного не просто корисно, а життєво необхідно.

Розділ 7

ЕТИКА ТА ПРОФЕСІЙНА ПОВЕДІНКА

Принципи медичної етики

Медична етика керує поведінкою медичних працівників у їхній повсякденній практиці. Ці принципи спрямовані на забезпечення якісної медичної допомоги, поваги до пацієнта та людської гідності. Надзвичайні ситуації, з їх непередбачуваним характером і швидким темпом, можуть стати випробуванням для медичної команди на дотримання цих принципів. Тим не менш, їх необхідно дотримуватися, щоб зберегти довіру між медичними працівниками та пацієнтами.

- Принцип автономії:
    - **Повага до вибору пацієнта**: пацієнти мають право приймати рішення щодо свого лікування після належного інформування.
    - **Інформована згода**: Перед будь-яким втручанням або лікуванням важливо переконатися, що пацієнт повністю зрозумів і прийняв наслідки.
- Принцип доброчинності:
    - **Діяти в найкращих інтересах пацієнта**: кожна дія або рішення повинні прийматися в найкращих інтересах пацієнта, щоб покращити його стан або благополуччя.
    - **Пропаганда здорового способу життя**: На додаток до невідкладної допомоги, пацієнтам слід надавати рекомендації щодо найкращих практик для їхнього довгострокового здоров'я.
- Принцип незлочинності:
    - **Не нашкодьте**: життєво важливо уникати заподіяння шкоди пацієнту, навіть у процесі лікування.
    - **Оцінка ризиків та переваг**: Перед будь-яким втручанням необхідно зважити

потенційні переваги та пов'язані з ними ризики.
- Принцип справедливості:
  - **Справедливе ставлення**: кожен пацієнт має право на однаковий рівень медичної допомоги, незалежно від його соціального, економічного чи етнічного становища.
  - **Обмеженість ресурсів**: В умовах надзвичайної ситуації, коли ресурси можуть бути обмеженими, важливо розподіляти їх справедливо.
- Конфіденційність:
  - **Захист даних**: Вся інформація, що стосується пацієнта, повинна бути конфіденційною, за винятком дуже специфічних обставин.
  - **Обмін інформацією**: спілкування між медичними працівниками щодо пацієнта повинно відбуватися з дотриманням конфіденційності пацієнта.
- Чесність і правда:
  - **Прозорість**: Пацієнти повинні отримувати чітку і чесну інформацію про свій стан, варіанти лікування, ризики і прогноз.
  - **Визнання помилок**: якщо було допущено помилку, медичний працівник зобов'язаний визнати її та поінформувати пацієнта.
- Професіоналізм:
  - **Постійне навчання**: медичні працівники повинні постійно оновлювати свої знання та навички.
  - **Межі компетенції**: дуже важливо усвідомлювати власні межі і просити про допомогу або перенаправляти пацієнта, якщо це необхідно.
- Повага до особистості:

- **Людська гідність**: кожен пацієнт, незалежно від його стану чи обставин, заслуговує на повагу, співчуття та увагу.
- **Культурна чутливість**: важливо враховувати переконання, цінності та звичаї кожного пацієнта.

Медична практика у відділеннях невідкладної допомоги є складною, але ці етичні принципи забезпечують міцну основу для подолання викликів і гарантують, що кожне рішення приймається в найкращих інтересах пацієнта.

Поширені дилеми у відділенні невідкладної допомоги

• Кінець життя та паліативна допомога

У відділенні невідкладної допомоги фахівці часто стикаються з ситуаціями, пов'язаними з життям і смертю, а іноді з веденням невиліковно хворих або вмираючих пацієнтів. Хоча основна увага у відділенні невідкладної допомоги зосереджена на стабілізації та порятунку життя, важливо розуміти та інтегрувати філософію паліативної допомоги в роботу з такими пацієнтами.

- Розуміння кінця життя:
  - **Визначення**: Що таке кінець життя? Розпізнавання ознак і симптомів, які вказують на те, що пацієнт невиліковно хворий.
  - **Прийняття**: Для персоналу прийняття скінченності життя може бути складним завданням, але воно необхідне для того, щоб надавати належний догляд.

- Паліативна допомога:
  - **Визначення та цілі**: Паліативна допомога спрямована на покращення якості життя пацієнтів та їхніх родин, які стикаються з наслідками небезпечної для життя хвороби.
  - **Контроль болю**: контроль болю є центральним елементом паліативної допомоги для забезпечення оптимального комфорту пацієнта.
- Спілкування з пацієнтами та їхніми родинами:
  - **Повідомлення поганих новин**: як ставитися до серйозного діагнозу або несприятливого результату з емпатією та співчуттям.
  - **Емоційна підтримка**: надання пацієнтам та їхнім сім'ям простору для висловлення своїх почуттів, страхів і занепокоєнь.
- Медичні рішення в кінці життя:
  - **Попередні вказівки**: розуміння побажань пацієнта щодо лікування та втручань наприкінці життя.
  - **Відмова від реанімації**: обговорення та повага до вибору пацієнта не втручатися у випадку зупинки серця або дихання.
- Етичні аспекти:
  - **Повага до побажань пацієнта**: навіть в екстреній ситуації важливо враховувати побажання пацієнта в кінці життя.
  - **Обмеження та припинення лікування**: знати, коли і як обмежити або припинити лікування, яке більше не приносить користі.
- Психологічна підтримка:
  - **Очікувана скарга**: розпізнавання і підтримка емоцій близьких, які переживають важку втрату, ще до того, як пацієнт помре.

- **Посмертна втрата**: надання ресурсів і підтримки сім'ї після смерті близької людини.
- Підтримка персоналу, що здійснює догляд:
  - **Боротьба з емоційним виснаженням**: надзвичайні ситуації можуть викликати стрес, особливо коли йдеться про смерть. Дуже важливо знайти способи впоратися зі стресом і горем.
  - **Супервізія та дебрифінг**: надання можливості обговорити складні випадки та пов'язані з ними емоції.
- Робота з командою паліативної допомоги:
  - **Консультація**: Зверніться до фахівців з паліативної допомоги, щоб забезпечити оптимальний догляд.
  - **Безперервна освіта**: регулярне навчання принципам паліативної допомоги та їх інтеграції в контекст невідкладної допомоги.

Догляд за пацієнтами наприкінці життя у відділенні невідкладної допомоги вимагає багатовимірного, орієнтованого на пацієнта підходу, який поєднує медичні, етичні та міжособистісні навички. Інтегруючи принципи паліативної допомоги, персонал невідкладної допомоги може запропонувати шанобливий, гідний і співчутливий догляд таким пацієнтам та їхнім сім'ям.

- **Робота з випадками насильства або жорстокого поводження**

У відділенні невідкладної допомоги медсестри можуть зіткнутися з пацієнтами, які стали жертвами насильства або жорстокого поводження. Це делікатна ситуація, що вимагає особливого медичного, психологічного та соціального підходу. Мета - захистити пацієнта, обробити його травми і скерувати до відповідних ресурсів.

- Розпізнавання ознак насильства або жорстокого поводження:
    - **Фізичні ознаки**: травми, синці, переломи, опіки, які можуть свідчити про фізичне насильство.
    - **Психологічні ознаки**: тривога, депресія, поведінкові зміни, розлади сну, які можуть свідчити про емоційне або психологічне насильство.
    - **Ознаки сексуального насильства**: травми геніталій, інфекції, що передаються статевим шляхом, невідповідна віку сексуальна поведінка.
- Початковий підхід:
    - **Створення безпечного середовища**: забезпечення конфіденційності та приватності для пацієнта.
    - **Слухати з розумінням**: Дозволяти пацієнтам висловлюватися без тиску, осуду чи упереджень.
- Медичний огляд:
    - **Повне фізичне обстеження**: виявити та задокументувати всі травми.
    - **Додаткові обстеження**: рентген, аналізи крові, зразки, взяті у випадках підозри на сексуальне насильство.
- Психологічна допомога:
    - **Оцінка психологічного дистресу**: визначення рівня посттравматичного стресу, тривоги або депресії.
    - **Направлення до психолога або психіатра**: за необхідності - для спеціалізованого лікування.
- Захист пацієнтів:
    - **Звітування**: Якщо зловживання підтверджено або є серйозні підозри, може

виникнути необхідність повідомити про це відповідні органи.
- **Безпека**: якщо пацієнту загрожує небезпека, подумайте про укриття або госпіталізацію.
- Соціальна підтримка:
  - **Перенаправлення до спеціалізованих асоціацій**: вони можуть запропонувати юридичну, психологічну та соціальну підтримку.
  - **Допомога з адміністративними формальностями**: подача скарги, судовий розгляд тощо.
- Довготривалий догляд:
  - **Регулярне медичне спостереження**: для лікування фізичних і психологічних наслідків.
  - **Специфічні види терапії**: психотерапія, дискусійні групи, щоб допомогти пацієнту подолати травму.
- Навчання та профілактика:
  - **Підвищення обізнаності персоналу**: регулярні тренінги для працівників екстреної допомоги про те, як розпізнавати насильство та жорстоке поводження і як реагувати на них.
  - **Профілактичні кампанії**: участь в інформаційних кампаніях для запобігання насильству та жорстокому поводженню в громаді.

Лікування пацієнтів, які стали жертвами насильства або жорстокого поводження у відділеннях невідкладної допомоги, є серйозним викликом, що вимагає комплексного, міждисциплінарного підходу. Це вимагає не лише медичних навичок, але й великої чутливості, активного слухання та тісної співпраці з іншими фахівцями та спеціалізованими організаціями.

Розділ 8

ТЕХНОЛОГІЯ У ВІДДІЛЕННІ НЕВІДКЛАДНОЇ ДОПОМОГИ

Розширені засоби діагностики

- **УЗД у місці надання медичної допомоги**

Ультразвукове дослідження (POCUS) стало безцінним інструментом в лікуванні пацієнтів у відділенні невідкладної допомоги. Він дозволяє медсестрам і лікарям візуалізувати внутрішні органи і структури пацієнта в режимі реального часу, пропонуючи неперевершену діагностичну перевагу для певних станів.

- Вступ до POCUS:
    - **Визначення**: Розуміння того, що таке POCUS і чим він відрізняється від традиційного ультразвукового сканування.
    - **Переваги**: швидке, неінвазивне, приліжкове використання, покращення прийняття клінічних рішень.
- Технічні основи:
    - **Принципи ультразвуку**: Як працює ультразвук та його основні принципи.
    - **Поводження з датчиком**: основні прийоми для отримання якісного зображення.
    - **Інтерпретація зображень**: розпізнавання нормальних і патологічних структур.
- Поточні клінічні застосування:
    - **Оцінка стану** серця: візуалізація серця для виявлення патологій, таких як тампонада або гіповолемія.
    - **Легенева оцінка**: зверніть увагу на випоти, пневмоторакс або ознаки гострого набряку легенів.
    - **Травматологія**: швидка оцінка внутрішньої кровотечі, особливо в контексті абдомінальної або торакальної травми.

- **Огляд** черевної порожнини: виявлення асциту, оцінка жовчного міхура, нирок або черевної аорти.
- **Оцінка судин**: виявлення тромбозу глибоких вен або оцінка стану кровообігу.
- Обмеження та підводні камені:
  - **Розпізнавання артефактів**: розуміння зображень, які можуть вводити в оману або неправильно інтерпретуватися.
  - **Обмеження обстеження**: знайте, коли POCUS не є відповідним інструментом і коли потрібні інші методи візуалізації.
- Інтеграція POCUS у робочий процес відділення невідкладної допомоги:
  - **Коли використовувати POCUS**: Визначте ситуації, в яких POCUS є особливо корисним.
  - **Документація та архівування**: Забезпечення належної подальшої обробки результатів та інтерпретацій.
- Навчання та сертифікація:
  - **Навчальні програми**: де і як пройти навчання з POCUS для надзвичайних ситуацій.
  - **Сертифікація та навички**: Розуміння стандартів і вимог для компетентного застосування POCUS.
- Етика та законність:
  - **Згода пацієнта**: Переконайтеся, що пацієнт розуміє та погоджується на обстеження.
  - **Юридичні ризики**: розуміння наслідків неправильного тлумачення або неправильного діагнозу.

Інтеграція POCUS у відділення невідкладної допомоги зробила революцію в тому, як медичні працівники оцінюють і лікують пацієнтів. Вона дозволяє бачити внутрішній стан пацієнта в реальному часі, що має вирішальне значення в умовах, коли кожна секунда на рахунку. При правильному навчанні та розумному використанні POCUS може значно покращити надання невідкладної допомоги.

- **Кардіомонітори та телекардіологія**

Кардіомоніторинг і телекардіологія є важливими інструментами в медицині, що дозволяють оцінити стан серця пацієнта в режимі реального часу і забезпечити швидке і відповідне втручання, навіть на відстані. Відділення невідкладної допомоги, зокрема, отримують вигоду від цих технологій для ведення пацієнтів, які страждають на серцеві розлади.

- Знайомство з кардіомоніторами:
    - **Що таке кардіомонітор**: розуміння основних принципів кардіомоніторингу.
    - **Цілі моніторингу**: Виявлення аритмій, оцінка серцевої функції, моніторинг після операції або лікування.
- Технології кардіомоніторів:
    - **Електрокардіографія (ЕКГ)**: Моніторинг електричної активності серця для виявлення порушень.
    - **Пульсоксиметрія**: Вимірювання насичення крові киснем.
    - **Неінвазивний артеріальний тиск (ДМАТ)**: моніторинг артеріального тиску через регулярні проміжки часу.
- Інтерпретація даних:
    - **Читання ЕКГ**: визначення різних хвиль і розуміння їх значення.
    - **Виявлення аритмії**: розпізнавання нормальних та аномальних ритмів.

- **Реагування на тривожні сигнали**: розуміння порогів тривоги та знання, як втрутитися.
- Вступ до телекардіології:
  - **Визначення та проблеми**: Використання комунікаційних технологій для надання дистанційної кардіологічної допомоги.
  - **Застосування**: Дистанційний моніторинг, дистанційна інтерпретація ЕКГ, віртуальні консультації кардіологів.
- Переваги телекардіології:
  - **Більший доступ до спеціалістів**: для пацієнтів у віддалених районах або районах з недостатнім рівнем обслуговування.
  - **Швидке реагування**: скорочення часу очікування на усний переклад або втручання.
  - **Безперервний моніторинг**: за пацієнтами можна спостерігати вдома, що зменшує потребу в тривалому перебуванні в лікарні.
- Виклики та проблеми:
  - **Надійність технології**: забезпечення стабільної та безпечної передачі даних.
  - **Навчання**: переконайтеся, що персонал навчений користуватися цими інструментами і може ефективно інтегрувати їх у свою роботу.
- Етика та конфіденційність:
  - **Захист даних**: гарантування безпеки медичної інформації пацієнтів.
  - **Інформована згода**: Забезпечення розуміння та згоди пацієнта на телемоніторинг.
- Майбутнє телекардіології:
  - **Технологічні інновації**: Заглядаючи в майбутнє, ми дивимось на розробки, які

можуть змінити спосіб моніторингу та лікування пацієнтів.
- **Розширення послуг**: Подумайте, як телекардіологію можна поширити на інші галузі медицини.

Поєднання кардіомоніторингу та телекардіології дає виняткову можливість підвищити якість кардіологічної допомоги. У світі, який стає все більш взаємопов'язаним, ці інструменти дозволяють медичним працівникам бути на постійному зв'язку з серцем своїх пацієнтів, незалежно від того, чи вони знаходяться поруч з ними, чи за багато кілометрів від них.

Телемедицина та екстрені служби

У сучасну цифрову епоху телемедицина стала важливим інструментом для підвищення якості та ефективності медичної допомоги. В умовах надзвичайних ситуацій вона пропонує інноваційні рішення для швидкого реагування на медичні кризи та оптимізації ресурсів.

- Вступ до телемедицини:
  - **Що таке телемедицина**: визначення, походження та основні принципи.
  - **Види телемедицини**: телемоніторинг, телеконсультація, телеекспертиза та теледопомога.
- Значення телемедицини в надзвичайних ситуаціях:
  - **Доступ до фахівців**: зв'язок з експертами в режимі реального часу, навіть у віддалених або малодоступних районах.

- **Реагування в режимі реального часу**: швидка діагностика та прийняття рішень у критичних ситуаціях.
- **Оптимізація ресурсів**: ефективний розподіл пацієнтів, уникнення непотрібних вузьких місць.
- Впровадження телемедицини у відділеннях швидкої допомоги:
    - **Необхідне обладнання**: Технічна інфраструктура, програмне забезпечення та комунікаційне обладнання.
    - **Протоколи управління**: розробка чітких процедур використання телемедицини.
    - **Навчання персоналу**: Переконайтеся, що бригада екстреної допомоги компетентна і впевнено користується інструментами телемедицини.
- Практичні приклади та кейси:
    - **Цереброваскулярні катастрофи (ЦК)**: Використання телемедицини для швидкої консультації з фахівцем-неврологом.
    - **Травми та поранення**: дистанційна оцінка для визначення рівня необхідної допомоги.
    - **Сільська місцевість та ізольовані райони**: зв'язок з великими медичними центрами у складних або серйозних ситуаціях.
- Виклики та проблеми телемедицини в надзвичайних ситуаціях:
    - **Надійність технології**: забезпечення стабільного, якісного зв'язку.
    - **Конфіденційність і безпека**: захист медичних даних і повага до приватного життя пацієнта.

- **Юридичні питання та відповідальність**: роз'яснення відповідальності в телемедицині.
- Етика та телемедицина:
  - **Інформована згода**: забезпечення розуміння та прийняття пацієнтами телеконсультації.
  - **Якість догляду**: дотримання високих стандартів та забезпечення рівного доступу.
- Майбутнє телемедицини в надзвичайних ситуаціях:
  - **Технологічні інновації**: майбутні досягнення та їхній вплив на роботу відділень екстреної медичної допомоги.
  - **Інтеграція в системи охорони здоров'я**: роздуми про те, як телемедицина може змінити весь медичний ландшафт.

Відділення невідкладної допомоги за своєю природою є місцями, де кожна секунда має значення. Телемедицина дає можливість максимально використати ці дорогоцінні секунди, з'єднуючи пацієнтів з медичними працівниками з безпрецедентною ефективністю і швидкістю. Оскільки технології продовжують розвиватися, важливо, щоб фахівці невідкладної допомоги були на передовій цих змін, забезпечуючи найкращу можливу допомогу тим, хто її найбільше потребує.

Інформаційні системи та ведення пацієнтів

Інформаційні системи (ІС) зробили революцію в управлінні та обробці даних про пацієнтів у закладах охорони здоров'я. В умовах надзвичайних ситуацій ці системи набувають ще більшого значення, пропонуючи рішення для оптимізації догляду за пацієнтами, гарантуючи безперервність надання медичної допомоги та підвищуючи операційну ефективність.

- Вступ до інформаційних систем:
    - **Визначення та роль ІС**: Розуміння важливості ІС у сучасному медичному світі.
    - **Історія**: Еволюція ІС від паперової документації до сучасних цифрових платформ.
- Переваги ІС у відділеннях екстреної допомоги:
    - **Швидкий доступ до медичної документації**: миттєвий пошук історії хвороби, алергії, поточного лікування тощо.
    - **Координація медичної допомоги**: покращення комунікації між медичними працівниками для надання інтегрованої медичної допомоги.
    - **Моніторинг у реальному часі**: моніторинг вільних ліжок, графіків втручань та рівнів медикаментів.
- Ключові компоненти екстреної ІБ:
    - **Електронні медичні картки (ЕМК)**: цифрове зберігання медичної інформації про пацієнта.
    - **Системи управління госпіталізацією, випискою та переведенням (ADT)**: відстеження шляху пацієнта через лікарню.
    - **Інструменти сортування та оцінки**: допомога у визначенні пріоритетності випадків відповідно до їхньої тяжкості.
- Взаємозв'язок та інтеграція:
    - **Інтероперабельність**: здатність систем прозоро обмінюватися та використовувати інформацію.

- **Інтеграція з іншими відділеннями**: полегшення комунікації з радіологією, лабораторіями тощо.
- **Зв'язок з іншими установами**: обмін інформацією про переведення або консультації спеціалістів.
- Безпека та конфіденційність:
  - **Захист даних**: заходи для захисту конфіденційної інформації.
  - **Конфіденційність пацієнта**: забезпечення дотримання правил конфіденційності та захисту медичних даних.
  - **Резервне копіювання та відновлення**: протоколи на випадок збою системи або катастрофи.
- Навчання та адаптація персоналу:
  - **Постійне навчання**: Забезпечення того, щоб команда була в курсі нових функцій та оновлень.
  - **Впровадження технологій**: подолання опору та заохочення оптимального використання ІС.
  - **Технічна підтримка**: Якщо у вас виникли проблеми або запитання, ви можете звернутися за допомогою.
- Майбутнє ІБ у відділеннях екстреної допомоги:
  - **Штучний інтелект і предиктивний аналіз**: прогнозування тенденцій, таких як приплив пацієнтів, на основі історичних даних.
  - **Інтегрована телемедицина**: прямий зв'язок з віддаленими спеціалістами через ІС.
  - **Пацієнтські портали**: Надання пацієнтам доступу до власної медичної інформації та спілкування з медичним персоналом.

Тому інформаційні системи - це серце сучасних служб екстреної допомоги, що б'ється, відіграючи вирішальну роль у координації, ефективності та якості надання медичної допомоги. Інтегруючи технології в процедури надання невідкладної допомоги, заклади можуть забезпечити швидшу, безпечнішу та більш персоналізовану допомогу кожному пацієнту.

Розділ 9

МІЖКУЛЬТУРНІ ПИТАННЯ І РІЗНОМАНІТНІСТЬ

Розуміння та повага культурне розмаїття

У все більш взаємопов'язаному світі і все більш різноманітних суспільствах відділення невідкладної допомоги часто є місцем зустрічі багатьох культур. Догляд за пацієнтами різного культурного походження вимагає глибокого розуміння і справжньої поваги до їхніх вірувань, звичаїв і потреб.

- Культурне розмаїття: всюдисуща реальність:
    - **Визначення культурного розмаїття**: розуміння того, що означає "культура" і як вона впливає на нашу поведінку та сприйняття.
    - **Важливість різноманітності в медичному контексті**: як культурні відмінності можуть впливати на сприйняття болю, хвороби та смерті.
- Виклики, пов'язані з культурним розмаїттям у відділеннях екстреної допомоги:
    - **Мовні бар'єри:** труднощі у спілкуванні та ризики непорозуміння.
    - **Традиційні вірування та медичні практики**: як вони можуть конфліктувати із західною медициною або доповнювати її.
    - **Поняття скромності та інтимності**: різні стандарти, які можуть впливати на комфорт пацієнта під час медичних оглядів.
- Стратегії належного управління:
    - **Міжкультурні тренінги для персоналу**: підвищення обізнаності та навчання персоналу про різні культури та потенційні виклики.
    - **Медичні перекладачі**: їхня вирішальна роль у полегшенні комунікації.

- **Багатомовні інформаційні матеріали**: забезпечення розуміння пацієнтами та їхніми родинами процедур, прав та обов'язків.
- Повага до релігійних обрядів і вірувань:
  - **Важливість духовного в медичній допомозі**: розуміння ритуалів, пов'язаних з хворобою, смертю і зціленням.
  - **Практичні заходи**: адаптація медичних процедур до релігійних заборон чи зобов'язань.
- Врахування культурного виміру в медичній етиці:
  - **Інформована згода**: забезпечення того, що вона надається з повагою до культурних переконань.
  - **Кінець життя**: Повага до побажань і переконань, пов'язаних зі смертю і вмиранням.
  - **Відносини з сім'єю**: у деяких культурах сім'я відіграє центральну роль у прийнятті медичних рішень.
- Побудова довіри та взаємоповаги:
  - **Активне слухання**: оцінка проблем і потреб пацієнта.
  - **Емпатія**: поставити себе на місце пацієнта, щоб краще зрозуміти його почуття і проблеми.
  - **Зворотній зв'язок**: Регулярно запитуйте відгуки, щоб постійно покращувати догляд.
- Нагальне майбутнє культурного розмаїття:
  - **Демографічні тенденції**: зміна чисельності населення та необхідність постійної адаптації послуг.
  - **Дослідження та тематичні дослідження**: Важливість вивчення культурного розмаїття для оптимізації протоколів управління.

Служби екстреної допомоги, за своєю природою, повинні бути готові прийняти кожного без дискримінації. Визнання, розуміння і повага до культурного розмаїття - це не просто моральне чи етичне зобов'язання, це необхідність для надання якісної допомоги, забезпечення безпеки і благополуччя пацієнтів. Саме приймаючи це розмаїття, медичні працівники можуть запропонувати цілісну допомогу, що характеризується повагою та людяністю.

Міжкультурна комунікація: виклики та методи

Відділення невідкладної допомоги, яке часто порівнюють з воротами до системи охорони здоров'я, є місцем, де медичні працівники стикаються з різноманітними пацієнтами з різним культурним походженням. У цьому контексті міжкультурна комунікація стає важливою навичкою для надання якісної допомоги. Цей розділ має на меті дослідити виклики, пов'язані з міжкультурною комунікацією, та представити методи їх подолання.

- Розуміння міжкультурної комунікації:
  - **Що таке міжкультурна комунікація**: вивчення концепції та її значення в медичному контексті.
  - **Культурний вимір комунікації**: як культура впливає на те, як ми спілкуємося, на наші очікування та інтерпретації.
- Основні виклики міжкультурної комунікації:
  - **Мовні бар'єри**: помилки в письмовому та усному перекладі можуть мати серйозні наслідки в медицині.
  - **Відмінності в невербальному вираженні**: жести, зоровий контакт і

близькість можуть мати різне значення в різних культурах.
- **Відмінності в системах цінностей і переконань**: як культурні уявлення про здоров'я, хворобу та медицину впливають на комунікацію.
- Техніки покращення міжкультурної комунікації:
  - **Використовуйте медичних перекладачів**: не тільки для дослівного перекладу, але й для того, щоб допомогти зорієнтуватися в культурних нюансах.
  - **Активне слухання**: проявляйте емпатію, ставте відкриті запитання і перефразовуйте, щоб переконатися, що ви зрозуміли.
  - **Перевірка**: Переконайтеся, що пацієнт зрозумів надану інформацію.
  - **Використання візуального матеріалу**: Зображення та діаграми можуть долати мовні бар'єри.
- Навчання та підвищення обізнаності:
  - **Навчальні програми з міжкультурної комунікації**: надання медичним працівникам інструментів для ефективної навігації в мультикультурному середовищі.
  - **Тематичні дослідження**: аналіз реальних життєвих ситуацій для отримання уроків та вдосконалення практик.
- Важливість зворотного зв'язку:
  - **Регулярне оцінювання**: збір відгуків від пацієнтів та їхніх родин для постійного покращення комунікації.
  - **Супервізія та підтримка між колегами**: обмін досвідом, успіхами та проблемами, щоб вчитися один у одного.

- Створення середовища, сприятливого для міжкультурної комунікації:
  - **Багатомовний дисплей**: Переконайтеся, що основна інформація доступна основними мовами, якими розмовляють пацієнти.
  - **Заохочення різноманітності серед персоналу**: наймання персоналу з різних культур може полегшити спілкування та взаєморозуміння з пацієнтами.
- Майбутнє міжкультурної комунікації:
  - **Технології та інструменти**: Зростаюче використання телемедицини, додатків для перекладу та інших технологічних інновацій для покращення комунікації.
  - **Дослідження та розвиток**: Важливість досліджень міжкультурної комунікації для адаптації практик до соціокультурних змін.

Міжкультурна комунікація є важливою навичкою в сучасному медичному світі, особливо в такому різноманітному середовищі, як відділення невідкладної допомоги. Вона вимагає уважного слухання, відкритого розуму і постійної готовності вчитися та адаптуватися. Зрештою, ефективна комунікація є основою якісної медичної допомоги, що гарантує безпеку, повагу та гідність кожного пацієнта.

Специфічні аспекти догляду вразливим верствам населення

Служби невідкладної допомоги відіграють важливу роль у догляді за вразливими групами населення. Будь то бездомні, біженці, люди похилого віку, діти, люди з інвалідністю чи інші групи ризику, догляд за цими пацієнтами є унікальним викликом і вимагає особливої чутливості та підготовки. У цьому розділі детально описано специфіку такої допомоги.

- Визнання вразливості:
    - **Визначення та види вразливості**: розуміння багатьох аспектів вразливості.
    - **Супутні фактори ризику**: соціальні, економічні, фізіологічні та психологічні.
- Вразливі групи населення та їхні специфічні потреби:
    - **Бездомні люди**: проблеми доступу до допомоги, специфічні проблеми зі здоров'ям та координація допомоги.
    - **Біженці та шукачі притулку**: травми, мовні та культурні бар'єри, важливість комплексної допомоги.
    - **Люди похилого віку**: кволість, поліпатологія та необхідність комплексного обстеження.
    - **Діти**: Педіатрична допомога, проблеми комунікації та психосоціальні потреби.
    - **Люди з інвалідністю**: адаптація допомоги до їхніх потреб, забезпечення доступності та належної комунікації.
- Доречне, емпатичне спілкування:
    - **Конкретні методи комунікації**: адаптація відповідно до типу вразливості.
    - **Встановлення довіри**: важливість створення безпечного середовища для таких пацієнтів.
- Мультидисциплінарний підхід:
    - **Координація медичної допомоги**: забезпечення безперервності медичної допомоги з іншими відділеннями та спеціалістами.

- **Мережування**: інтеграція соціальних працівників, психологів та інших фахівців для надання комплексної допомоги.
- Медична етика та вразливі групи населення:
  - **Інформована згода**: Забезпечення розуміння пацієнтами процедур при повазі до їхньої автономії.
  - **Конфіденційність**: збереження гідності та приватності, особливо у вразливих ситуаціях.
- Навчання догляду за вразливими групами населення:
  - **Програми підвищення обізнаності**: інформування персоналу про специфічні проблеми, пов'язані з цими групами населення.
  - **Вправи та тематичні дослідження**: надання можливості медичним працівникам практикувати в контрольованому середовищі.
- Стратегії профілактики та наставництва:
  - **Раннє виявлення**: Виявляйте ознаки вразливості одразу після прибуття в пункт невідкладної допомоги.
  - **Направлення пацієнтів до відповідних закладів**: Забезпечення належного догляду після виписки з відділення невідкладної допомоги.
- Майбутнє догляду за вразливими групами населення:
  - **Інновації та кращі практики**: дослідження та впровадження нових методів для покращення догляду.
  - **Політика громадського здоров'я**: важливість глобального підходу до задоволення потреб уразливих груп населення.

Догляд за вразливими групами населення у відділеннях невідкладної допомоги вимагає гуманістичного підходу, спеціальної підготовки та тісної співпраці між різними фахівцями. Саме визнаючи ці особливості та діючи на випередження, відділення невідкладної допомоги можуть по-справжньому задовольнити потреби таких пацієнтів і гарантувати якість та гідність догляду.

Розділ 10

БОРОТЬБА ЗІ СТИХІЙНИМИ ЛИХАМИ ТА ВИНЯТКОВИХ СИТУАЦІЯХ

Основні принципи медицина катастроф

Медицина катастроф стоїть як маяк у бурхливому океані екстремальних ситуацій, висвітлюючи шлях вперед для медичних працівників, коли норма зникає перед обличчям масштабів події. Народжена необхідністю ефективно реагувати на великі кризи, спричинені стихійними лихами, терористичними актами чи пандеміями, ця медична спеціальність ґрунтується на фундаментальних принципах управління несподіванками.

В основі медицини катастроф лежить концепція сортування - суворого процесу визначення пріоритетності надання допомоги. В умовах, коли ресурси обмежені, а попит зростає в геометричній прогресії, сортування стає мистецтвом. Воно передбачає швидке визначення того, хто з поранених чи хворих потребує негайної допомоги, а хто може зачекати, щоб врятувати якомога більше життів. Це рішення, хоч і складне, але необхідне для максимальної ефективності медичного реагування.

Але окрім сортування, медицина катастроф також покладається на чітку організацію та координацію. Медичні бригади повинні функціонувати як синхронізований оркестр, де кожен член досконало знає свою роль, але водночас здатен адаптуватися до несподіванок. Адже це ще одна особливість медицини катастроф: невизначеність - це константа, і здатність адаптуватися стає безцінною навичкою.

Логістика також відіграє ключову роль. Швидке створення таборів екстреної медичної допомоги, постачання обладнання та медикаментів, а також координація з іншими установами та організаціями -

все це є основою, на якій будується медичне реагування.

Нарешті, не слід нехтувати психологічним аспектом. Жертви катастроф, а також ті, хто до них причетний, можуть бути глибоко вражені подією. Подолання психологічної травми, підтримка і супровід людей є не менш важливими, ніж фізична допомога.

Складність і важливість медицини катастроф є нагадуванням про те, що в найтемніші часи саме структурований, вдумливий і гуманний підхід може змінити ситуацію і принести проблиск надії посеред хаосу.

Надзвичайні ситуації в кризових ситуаціях: теракти, стихійні лиха...

Зіткнувшись з раптовістю і масштабами кризових ситуацій, будь то напади або стихійні лиха, світ екстрених служб занурюється у вихор шаленої активності, що відображає нагальність ситуації. Ці надзвичайні події вимагають здатності швидко адаптуватися і реагувати, зберігаючи при цьому якість і безпеку надання допомоги.

У хаосі терористичних атак з їхніми вибухами і численними жертвами або руйнуваннями, спричиненими стихійними лихами, такими як землетруси, повені чи урагани, служби екстреної медичної допомоги першими опиняються на передовій. Непередбачуваний характер цих подій ставить під сумнів готовність, стійкість і швидкість реагування медичних бригад.

Основним викликом для служб екстреної допомоги є надання допомоги великій кількості постраждалих за дуже короткий проміжок часу. Кожна секунда має значення, і сортування стає центральним елементом надання допомоги. Тяжкопоранених, які потребують негайного втручання, відокремлюють від тих, чий стан менш критичний, таким чином максимізуючи шанси на виживання для якомога більшої кількості людей.

Але окрім негайної медичної допомоги, ці кризові ситуації виявляють інші проблеми, які є не менш важливими. Комунікація, як внутрішня між медичними працівниками, так і зовнішня з громадськістю, має важливе значення для поширення чіткої інформації, управління очікуваннями та уникнення паніки. Водночас координація з іншими службами екстреної допомоги, як місцевими, так і міжнародними, є життєво важливою для забезпечення узгодженого та ефективного реагування.

Психологічний вимір цих криз не можна недооцінювати. Постраждалі та їхні сім'ї, а також ті, хто до них причетний, можуть бути глибоко вражені тяжкістю та жорстокістю цих подій. Надання психологічної підтримки, розпізнавання ознак посттравматичного стресу та забезпечення довготривалого спостереження є ключовими елементами у допомозі кожному подолати ці випробування.

Зрештою, хоча ці кризові ситуації підкреслюють вразливість нашого суспільства перед обличчям великих подій, вони також демонструють силу, рішучість і солідарність медичних бригад. Ці професіонали, часто ризикуючи власним життям, прагнуть забезпечити комфорт і турботу в екстремальних умовах, втілюючи непохитну відданість медичному покликанню.

Спеціальна підготовка та навчання для таких ситуацій

Підготовка до кризових ситуацій - це постійний пошук на перехресті науки, досвіду та стратегії. Напередодні трагічної події кожна секунда, кожне рішення і кожна дія має значення, і саме в цьому полягає неоціненна цінність спеціальної підготовки до таких ситуацій.

Для медичних працівників навчання - це не лише набуття медичних навичок. Воно охоплює широкий спектр знань, які в поєднанні формують цілісний та ефективний підхід до управління кризовими ситуаціями.

Симуляції та практичні сценарії: медичні симуляції - це цінний інструмент, який пропонує медичним працівникам можливість відпрацювати дії в екстрених ситуаціях у контрольованому середовищі. Використовуючи реалістичні сценарії, вони можуть розвивати та вдосконалювати свої навички, вчитися працювати в команді та приймати рішення в умовах тиску.

Сортування та управління масами: кризові ситуації часто вимагають швидкого сортування великої кількості постраждалих. Спеціальні тренінги вчать, як ефективно оцінювати стан людини, визначати рівень необхідної допомоги та визначати пріоритетність втручань.

Комунікація в кризових ситуаціях: медичні бригади повинні навчитися ефективно спілкуватися не лише між собою, але й з постраждалими, їхніми сім'ями та засобами масової інформації. Чітка та ефективна комунікація може зменшити розгубленість, страх і хаос.

Управління стресом і психологічна підтримка: З огляду на серйозність і тиск, притаманні цим подіям, вкрай важливо, щоб рятувальники були навчені розпізнавати власний стрес і керувати ним, а також надавати психологічну підтримку постраждалим.

Специфічні протоколи та обладнання: кризові ситуації можуть вимагати використання специфічного обладнання або протоколів, від аптечок першої допомоги у разі хімічної атаки до спеціальних процедур для жертв обвалів.

Міждисциплінарна співпраця: кризові ситуації вимагають скоординованого реагування за участю не лише медичних служб, але й служб з надзвичайних ситуацій, поліції, пожежної охорони та інших організацій. Тому навчання міждисциплінарній співпраці є дуже важливим.

Підготовка до цих специфічних ситуацій є постійним завданням. Протоколи змінюються, з'являються нові методи, а уроки, винесені з минулих подій, формують майбутні підходи. Інвестуючи в цю підготовку, ми формуємо стійкі, досвідчені сили, готові до реагування, здатні протистояти труднощам з умінням і співчуттям.

Розділ 11

КЛІНІЧНІ ДОСЛІДЖЕННЯ У НАДЗВИЧАЙНИХ СИТУАЦІЯХ

Важливість досліджень в умовах надзвичайних ситуацій

Дослідження в галузі медицини невідкладних станів - це не просто академічна галузь медицини; це стовп, який спрямовує і формує спосіб надання невідкладної допомоги, постійно покращуючи якість, ефективність та інноваційність втручань. Ці дослідження, занурюючись в аналіз і вивчення надзвичайних ситуацій, хвороб і методів лікування, стають важливим важелем для порятунку більшої кількості життів і поліпшення результатів лікування пацієнтів.

Розуміння для кращого лікування: кожна невідкладна ситуація є унікальною, але завдяки поглибленому вивченню можна виявити закономірності та тенденції. Документуючи та аналізуючи ці випадки, дослідники можуть розробити більш ефективні протоколи, вдосконалити існуючі методики або навіть відкрити нові терапевтичні підходи.

Оцінка протоколу: Медичні протоколи не є чимось незмінним. Вони потребують постійної оцінки та перегляду. Дослідження забезпечують основу для перевірки ефективності цих протоколів, гарантуючи, що вони ґрунтуються на надійних доказах, і адаптуючи їх до нових відкриттів або мінливих умов.

Технологічні інновації: Технології відіграють дедалі важливішу роль у медицині невідкладних станів. Будь то нове діагностичне обладнання, засоби телемедицини або передові інформаційні системи, дослідження необхідні для оцінки, вдосконалення та інтеграції цих інновацій у повсякденну практику.

Навчання та освіта: завдяки науковим дослідженням навчання медичних працівників може бути науково обґрунтованим, гарантуючи, що медсестри та лікарі навчаються найефективнішим та найсучаснішим методам.

Реагування на великі кризи: У таких ситуаціях, як пандемії, терористичні атаки чи стихійні лиха, дослідження в режимі реального часу стають життєво важливими. Це дозволяє нам зрозуміти ситуацію, розробити відповідні заходи і швидко поділитися цими знаннями зі світовою медичною спільнотою.

Сприяння розвитку **медичної етики**: дослідження в умовах надзвичайних ситуацій також допомагають визначити і підтвердити етичні принципи в складних ситуаціях, коли рішення потрібно приймати швидко.

Передбачаючи майбутні виклики: Екстрена медицина, як і всі медичні дисципліни, розвивається. Дослідження допомагають нам передбачити майбутні виклики, чи то нові хвороби, чи то демографічні зміни, чи то суспільний розвиток.

Дослідження в медицині невідкладних станів - це маяк, який освітлює шлях для медицини невідкладних станів. Вони гарантують, що кожна дія, кожне рішення, кожне лікування є плодом глибоких знань, ретельної оцінки та постійного прагнення покращити і вдосконалити догляд за пацієнтами. Посеред метушні та невідкладних ситуацій саме це дослідження пропонує спокій усвідомлених дій.

Участь у клінічному дослідженні: ролі та обов'язки

Участь у клінічних випробуваннях є важливим етапом у розробці нових ліків, методів лікування та медичних підходів. Ці випробування відіграють центральну роль у розширенні наших медичних знань і забезпеченні безпечності та ефективності лікування. Але за наукою і статистикою стоїть людська інфраструктура, що складається з дослідників, пацієнтів та багатьох інших учасників, кожен з яких має чітко визначені ролі та обов'язки.

Дослідники:
Обов'язки
- Сплануйте дослідження, чітко визначивши цілі, критерії включення та виключення, а також методологію.
- Отримати етичну експертизу, щоб переконатися, що випробування відповідає етичним і правовим нормам.
- Слідкуйте за ходом дослідження, щоб переконатися, що воно проходить за планом, і в разі потреби вносьте корективи.
- Аналізувати дані, щоб робити об'єктивні висновки.

Ролі:
- Забезпечити належну медичну допомогу учасникам.
- Інформуйте учасників у чіткий і прозорий спосіб про ризики, переваги, проведення випробування та будь-яку іншу важливу інформацію.
- Гарантувати конфіденційність даних учасників.

Учасники:
Обов'язки
- Надати точну інформацію про своє здоров'я, історію хвороби та будь-які інші фактори, що мають відношення до дослідження.
- Скрупульозно дотримуйтесь інструкцій, які дають дослідники.
- Повідомляйте про будь-які спостережувані аномалії або побічні ефекти.
- Зобов'язуюсь брати участь у дослідженні протягом усього його терміну, за винятком

випадків медичних протипоказань або інших поважних причин.

Ролі:
- Грайте активну роль, ставлячи запитання і намагаючись зрозуміти всі аспекти судового процесу.
- Беруть участь добровільно, знаючи, що можуть вийти з програми в будь-який момент без жодних негативних наслідків.
- Сприяти розвитку медичної науки, надаючи цінні дані для дослідження.

Комітет з етики:
Обов'язки
- Оцініть клінічне випробування, щоб переконатися, що воно є прийнятним з етичної та юридичної точки зору.
- Слідкуйте за ходом дослідження, щоб переконатися, що етичні стандарти дотримуються впродовж усього процесу.
- Втручайтеся, якщо виявлено етичні проблеми.

Ролі:
- Виступати гарантом дотримання етичних стандартів у медичних дослідженнях.
- Надання експертизи з медичної етики дослідникам та учасникам.

Клінічне випробування - це складне партнерство між дослідниками, учасниками та етичними комітетами. Кожен учасник має певні ролі та обов'язки, дотримання яких забезпечує етичне проведення дослідження та отримання високоякісних даних, які можуть трансформувати та покращити медичний ландшафт для всіх.

Останні досягнення завдяки екстреним дослідженням

Екстрена медицина, як динамічна галузь, що постійно розвивається, за останні роки завдяки науковим дослідженням досягла значних успіхів. Ці досягнення дозволили покращити якість медичної допомоги, пришвидшити втручання та запропонувати пацієнтам більш ефективні рішення. Пропонуємо огляд найбільш значущих досягнень у дослідженнях у сфері невідкладних станів:

- **Удосконалені інструменти сортування**: розроблено більш досконалі, засновані на доказах алгоритми для швидкої оцінки тяжкості стану пацієнтів після прибуття, що дає змогу надавати швидшу, більш адекватну допомогу.
- **Нові біомаркери**: Відкриття нових біомаркерів, таких як ті, що можуть швидше виявити серцевий напад, революціонізувало спосіб оцінки та лікування певних випадків.
- **Телемедицина**: Телемедичні технології відіграють провідну роль, особливо в дистанційній діагностиці та консультаціях, роблячи медичну допомогу більш доступною, особливо у віддалених районах.
- **Медичне моделювання**: використання високоточних симуляційних манекенів дозволяє фахівцям екстреної медичної допомоги тренуватися в управлінні складними ситуаціями, підвищуючи їхні навички та впевненість у реальних життєвих ситуаціях.
- **Ультразвукова діагностика на місці надання допомоги**: портативний ультразвук став важливим інструментом для лікарів швидкої допомоги, що дозволяє проводити швидку

діагностику в ситуаціях, коли кожна секунда на рахунку.
- **Більш ефективні методи лікування інсульту**: завдяки дослідженням було впроваджено вдосконалені протоколи швидкого лікування інсульту, що дозволило зменшити пошкодження мозку та покращити результати лікування пацієнтів.
- **Стратегії зменшення переповненості**: розроблено нові методи управління переповненістю відділень невідкладної допомоги, які покращують потік пацієнтів і скорочують час очікування.
- **Лікування болю**: завдяки дослідженням у відділеннях невідкладної допомоги були запропоновані нові підходи до лікування гострого та хронічного болю, з особливим акцентом на зменшенні опіоїдів.
- **Втручання при психіатричній кризі**: розроблено вдосконалені методи оцінки та втручання для пацієнтів у психіатричній кризі, що забезпечують більш безпечну та гуманну допомогу.
- **Лікування зупинки серця**: дослідження також допомогли оптимізувати методи і протоколи реанімації, підвищивши шанси на виживання і поліпшивши довгострокові результати.

Дослідження в галузі екстреної медицини стали рушійною силою багатьох досягнень, які сформували сучасну практику, зробивши медичну допомогу більш ефективною, швидкою та орієнтованою на пацієнта. Завдяки цим досягненням медичні працівники краще підготовлені до унікальних викликів швидкоплинного світу екстреної медицини, а пацієнти отримують якіснішу медичну допомогу. Тому безперервні дослідження є вкрай важливими, якщо ми хочемо продовжувати вдосконалювати та впроваджувати інновації в цій важливій галузі медицини.

Розділ 12

ПРОФІЛАКТИКА ТА ОСВІТА

Роль медичної сестри у профілактиці

Медичні сестри - це набагато більше, ніж просто надавачі медичної допомоги. Їх роль також поширюється на профілактику, яка є ключовим елементом громадського здоров'я. Профілактика є одним із стовпів сучасної медицини, оскільки вона спрямована не лише на лікування хвороб, але, перш за все, на запобігання їхньому розвитку. Ось як медичні сестри відіграють центральну роль у цій сфері:

- **Освіта та інформування**: медсестри часто є першою особою, до якої звертається пацієнт, коли йдеться про проблеми зі здоров'ям. Тому вони інформують пацієнтів про найкращі практики для профілактики захворювань: збалансоване харчування, регулярна фізична активність, відмова від куріння тощо.
- **Вакцинація**: медсестри відіграють ключову роль у вакцинації, не лише вводячи вакцини, але й підвищуючи обізнаність про їхню важливість та реагуючи на проблеми пацієнтів.
- **Раннє виявлення**: завдяки своїм клінічним навичкам медсестри можуть виявити перші ознаки певних патологій. За потреби вони направляють пацієнтів на більш поглиблене обстеження.
- **Поради щодо сексуального здоров'я**: медсестри також можуть відігравати важливу роль у профілактиці захворювань, що передаються статевим шляхом, консультуючи з питань безпечного сексу та пропонуючи скринінгові тести.
- **Профілактика внутрішньолікарняних інфекцій**: У закладах охорони здоров'я медсестри перебувають на передовій лінії, коли йдеться про впровадження гігієнічних протоколів для запобігання поширенню інфекцій.

- **Моніторинг хронічних захворювань**: за пацієнтами, які страждають на хронічні захворювання, такі як діабет або гіпертонія, медсестра здійснює регулярний моніторинг, консультує щодо дієти та фізичної активності, а також стежить за тим, щоб вони приймали правильні ліки.
- **Поінформованість про психічне здоров'я**: медсестри часто є одними з перших медичних працівників, які розпізнають ознаки проблем з психічним здоров'ям. Вони можуть скерувати пацієнта до відповідних ресурсів і запропонувати початкову підтримку.
- **Запобігання нещасним випадкам у побуті**: медсестри, особливо в педіатрії та геріатрії, дають поради щодо запобігання нещасним випадкам у побуті, наприклад, падінням.
- **Терапевтична освіта**: медсестри допомагають пацієнтам зрозуміти свою хворобу, призначене лікування та його важливість, тим самим покращуючи прихильність до лікування та запобігаючи ускладненням.
- **Сприяння здоровому середовищу**: розуміючи соціальні детермінанти здоров'я, медсестри можуть порадити пацієнтам, як позитивно взаємодіяти з навколишнім середовищем, чи то через харчування, фізичні вправи або психічне благополуччя.

Медичні сестри відіграють ключову роль у профілактиці. Завдяки безпосередньому контакту з пацієнтами, навчанню та самовідданості вони відіграють центральну роль у пропаганді здорового способу життя, профілактиці захворювань та підвищенні обізнаності про здорові звички. В епоху, коли кількість хронічних захворювань зростає, а профілактика є більш важливою, ніж будь-коли, роль медичної сестри є більш актуальною і необхідною, ніж будь-коли.

Просвітницька робота з громадськістю про загальні небезпеки

Громадське здоров'я значною мірою базується на профілактиці. Щоб забезпечити безпеку кожного, дуже важливо інформувати громадськість про поширені небезпеки. Колективна обізнаність може значно знизити ризик нещасних випадків і хвороб. Ось один із підходів до підвищення обізнаності громадськості про деякі поширені небезпеки:

- Куріння та алкоголізм :
  - **Розкажіть про наслідки**: підкресліть небезпеку куріння та алкоголізму, наприклад, хвороби серця, рак і захворювання печінки.
  - **Пропонуйте альтернативи**: пропонуйте програми відмови від куріння або групові заходи для тих, хто намагається зменшити споживання алкоголю.
- Безпека дорожнього руху :
  - **Відповідальне водіння**: підвищувати обізнаність про необхідність пристібатися ременями безпеки, заборону користуватися телефоном за кермом та небезпеку керування автомобілем під впливом алкоголю або наркотиків.
  - **Профілактика для пішоходів**: надайте поради щодо пішохідних переходів, важливості нічної видимості та зон підвищеного ризику.

- Профілактика падінь :
  - **Вдома**: зосередьтеся на тому, щоб килими були безпечними, забезпечте достатнє освітлення та використовуйте допоміжні засоби, такі як поручні.
  - **На вулиці**: Розкажіть людям про важливість носіння відповідного взуття, особливо взимку.
- Здорове харчування :
  - **Уникнути харчових отруєнь**: Проводьте майстер-класи зі зберігання та приготування їжі.
  - **Сприяйте збалансованому харчуванню**: заохочуйте споживання фруктів і овочів та зменшуйте споживання оброблених продуктів.
- Безпека на воді :
  - **Навчіться плавати**: пропонуйте уроки плавання для всіх вікових категорій.
  - **Засоби безпеки**: Пропагуйте використання рятувальних жилетів та обережність біля глибокої або проточної води.
- Сонячне опромінення :
  - **Захист від сонця**: Розкажіть людям про використання сонцезахисних кремів, необхідність носити захисні головні убори та одяг, а також про години перебування на сонці, яких слід уникати.
  - **Небезпека ультрафіолету**: підвищити обізнаність про ризик раку шкіри та катаракти.
- Вживання лікарських засобів:
  - **Дотримання приписів**: інформувати людей про важливість дотримання медичних рекомендацій і не ділитися ліками.

- **Безпечне зберігання**: підвищуйте обізнаність про важливість зберігання ліків у місцях, недоступних для дітей.
- Профілактика зараження :
  - **Гігієна рук**: розкажіть людям про важливість регулярного миття рук.
  - **Вакцинація**: Підвищення обізнаності про важливість вакцин для запобігання певним серйозним захворюванням.
- Цифрова безпека :
  - **Захист даних**: інформувати людей про небезпеку онлайн-шахрайства та необхідність захисту їхньої особистої інформації.
  - **Відповідальне використання**: підвищувати обізнаність, особливо серед молоді, про небезпеку кібербулінгу.
- Профілактика укусів та укусів:
  - **Домашні** тварини: розкажіть людям про те, як важливо не турбувати тварин, коли вони їдять або сплять.
  - **Комахи та паразити**: Сприяти використанню репелентів та відповідного одягу для захисту від кліщів і комарів.

Підвищуючи обізнаність громадськості про ці поширені небезпеки, ми можемо сподіватися на значне зменшення кількості нещасних випадків, хвороб і смертей. Освіта - це перший крок до безпечнішого та здоровішого суспільства.

Робота з громадами для профілактичних ініціатив

Одним із ключів до успішної профілактики є співпраця між медичними працівниками та самими громадами.

Робота пліч-о-пліч з громадами означає, що профілактичні повідомлення можуть бути адаптовані до реальності та конкретних потреб кожної громади. Нижче наведено короткий опис того, що може включати в себе така співпраця:

1. Розуміння спільноти :
Важливо знати демографічні дані, звичаї, вірування та поведінку, характерні для кожної громади. Організація зустрічей, інтерв'ю та дискусійних груп може допомогти визначити ці елементи.

2. Визначення лідерів громади :
У кожній громаді є природні або офіційні лідери, які відіграють ключову роль у мобілізації її членів. Це можуть бути релігійні лідери, вчителі, місцеві депутати чи інші впливові особи.

3. Створення місцевих партнерств :
Співпраця з місцевими організаціями, школами, підприємствами, асоціаціями та релігійними групами має важливе значення для досягнення максимального впливу. Ці партнери можуть надати ресурси, волонтерів та канали комунікації.

4. Розробка адаптованих програм :
Профілактичні програми мають бути адаптовані до конкретних потреб громади. Наприклад, якщо громада особливо потерпає від діабету, програма профілактики може бути зосереджена на харчуванні та фізичній активності.

5. Організація семінарів та навчальних курсів:
Ці заняття можуть охоплювати різні теми, від СЛР (серцево-легеневої реанімації) до безпеки дорожнього руху та профілактики інфекційних захворювань.

6. Інформаційні кампанії :
Використовуйте всі доступні засоби комунікації, від брошур до соціальних мереж, для поширення відповідної інформації. Залучення молоді до створення контенту, наприклад, відеороликів чи плакатів, може бути особливо ефективним.

7. Оцінка та зворотній зв'язок :
Після впровадження ініціатив дуже важливо виміряти їхню ефективність. Це можна зробити за допомогою опитувань, інтерв'ю чи спостережень. Зворотній зв'язок з членами громади є важливим для коригування та вдосконалення програм.

8. Святкування успіху :
Визнання та відзначення прогресу зміцнює згуртованість громади та заохочує до подальших зусиль. Це можна зробити за допомогою церемоній, нагород або днів громади.

9. Забезпечення сталості :
Для того, щоб ініціатива була стійкою, важливо залучати громаду до її управління та фінансування. Це посилює почуття відповідальності та гарантує, що програма продовжуватиметься навіть без зовнішнього втручання.

Зрештою, робота з громадами над профілактичними ініціативами - це не просто поширення інформації. Це створення міцних партнерств, вміння слухати та реагувати на конкретні потреби кожної громади. Це довгострокова інвестиція, яка, за умови правильного підходу, може призвести до значного покращення здоров'я та благополуччя.

Розділ 13

ФІЗИЧНЕ САМОПОЧУТТЯ ТА ЕРГОНОМІЧНІСТЬ НА РОБОТІ

Фізичні ризики
Від роботи до надзвичайної ситуації

Відділення невідкладної допомоги - це особливо складне середовище для тіла і розуму. Медсестри та медичний персонал, які там працюють, стикаються з різноманітними фізичними ризиками, що випливають із самої природи їхньої роботи. Давайте докладніше розглянемо аспекти, притаманні цьому специфічному професійному середовищу.

1. Вплив інфекційних захворювань: Відділення невідкладної допомоги щодня приймають пацієнтів з різними захворюваннями, включаючи інфекції, що передаються через кров. Працівники можуть піддаватися впливу таких вірусів, як ВІЛ, гепатит В і С, туберкульоз, грип і, останнім часом, вірусів, таких як COVID-19.

2. Травми опорно-рухового **апарату**: повторювані рухи, такі як підняття або переміщення пацієнтів, можуть призвести до перенапруження і травм. Медсестри можуть страждати від болю в спині, тендиніту або інших недуг, пов'язаних з регулярним поводженням з пацієнтами або обладнанням.

3. Порізи та голки: гострі інструменти, голки та інше медичне обладнання становлять ризик поранення. Випадковий прокол може призвести до передачі інфекційних захворювань.

4. Хімічні небезпеки: ліки, дезінфікуючі засоби та інші хімічні речовини, що використовуються у відділенні невідкладної допомоги, можуть бути токсичними при безпосередньому контакті з пацієнтом або при вдиханні.

5. Радіаційне опромінення: Хоча радіологічні обстеження регулярно проводяться в інших частинах лікарні, персонал невідкладної допомоги може випадково зазнати опромінення, особливо якщо він присутній під час проведення невідкладних процедур, що потребують рентгенівського випромінювання.

6. Фізична агресія: На жаль, відділення невідкладної допомоги іноді можуть стати місцем насильства. Пацієнти під впливом наркотиків або алкоголю, а також ті, хто перебуває у стані сильного стресу або тривоги, можуть стати агресивними.

7. Фізична втома: довгі робочі години, нічні зміни та невпинний темп роботи можуть призвести до сильної фізичної втоми, що збільшує ризик медичних помилок та травм.

8. Екологічні ризики: Мокра або забруднена підлога, електричні кабелі та захаращеність приміщень - все це може становити ризик падінь або нещасних випадків для персоналу.

Кожен з перерахованих вище ризиків вимагає конкретних превентивних заходів, будь то навчання, засоби індивідуального захисту, протоколи втручання або постійне підвищення обізнаності. Вкрай важливо, щоб лікарні та служби екстреної допомоги визнавали ці ризики і робили все можливе для захисту свого персоналу, оскільки їхня безпека нерозривно пов'язана з якістю медичної допомоги, яку вони надають.

Поради щодо ергономіки для догляду за хворими

Ергономіка, вивчення ефективності та безпеки робочого середовища, має першорядне значення в медсестринстві. Зіткнувшись з фізично важкими завданнями, необхідністю повторюваних рухів і тиском часу, ергономіка набуває вирішального значення для запобігання травмам і забезпечення оптимального комфорту під час роботи. Ось кілька ергономічних порад для медсестер:

1. Використовуйте хорошу механіку кузова :
   - Піднімаючи або переміщуючи пацієнта, тримайте спину прямо, зігніть коліна і використовуйте силу ніг, а не спини.
   - Уникайте згинання або розтягування без потреби; натомість наближайтеся до того, що вам потрібно.

2. Відповідне обладнання :
   - Використовуйте підйомні пристрої, такі як стропи або регульовані ліжка, щоб допомогти переміщати пацієнтів.
   - Переконайтеся, що стільці та робочі місця розташовані на правильній висоті, щоб уникнути незручних поз.

3. Розрив і розтяжка :
   - Робіть регулярні короткі перерви, щоб потягнутися і порухатися, особливо якщо ви довго перебуваєте в одному положенні.
   - Регулярне розтягування рук, ніг, шиї та спини може допомогти запобігти напруженню.

4. Адаптація до навколишнього середовища :
   - Приберіть перешкоди з землі, щоб зменшити ризик спіткнутися.

- Регулярно розміщуйте важкі або часто використовувані предмети на висоті між стегном і грудьми, щоб уникнути сутулості або розтягування.

5. Відповідне взуття:
   - Носіть зручне, добре припасоване взуття з хорошою підтримкою, щоб зменшити втому і ризик падіння.

6. Навчання та підвищення обізнаності:
   - Візьміть участь у навчальних курсах з ергономіки, розроблених спеціально для медсестер.
   - Будьте в курсі останніх досліджень та рекомендацій щодо ергономіки в медичному секторі.

7. Ергономічне обладнання :
   - Використовуйте візки, столи та інше обладнання, призначене для зменшення фізичного навантаження.
   - Подумайте про ергономічні клавіатури або миші, якщо ви проводите багато часу за комп'ютером.

8. Регулювання темпу роботи :
   - По можливості чергуйте важкі завдання з легшими, щоб дати організму можливість відновитися.
   - Усвідомлюйте власні межі; не бійтеся просити про допомогу, коли вона вам потрібна.

9. Обмін досвідом :
   - Обговорюйте ергономічні проблеми та рішення з колегами, щоб обмінюватися знаннями.
   - Поділіться порадами, які працюють для вас, і вчіться на досвіді інших.

Ергономіка - це не просто питання комфорту, а реальна необхідність для забезпечення безпеки та добробуту медсестер. Дотримуючись цих порад і прислухаючись до свого тіла, медсестри можуть зменшити ризик травмування і насолоджуватися довшою і більш приємною кар'єрою.

Підтримка хорошого фізичного здоров'я довгостроковий

Фізичне здоров'я є наріжним каменем збалансованого життя, яке ми проживаємо на повну. Його підтримка необхідна для того, щоб ми могли насолоджуватися життям, виконувати свої обов'язки та долати труднощі. Ключ до цього лежить у проактивному, постійному та комплексному підході. Ось кілька порад для забезпечення гарного фізичного здоров'я в довгостроковій перспективі:

1. Збалансовано харчуватися:
    - Дотримуйтесь дієти, багатої на фрукти, овочі, цільні зерна, нежирні білки та джерела корисних жирів.
    - Уникайте надмірного споживання цукру, насичених жирів і солі.

2. Регулярно займайтеся спортом:
    - Знайдіть заняття, яке вам подобається, будь то ходьба, плавання, танці, йога або будь-який інший вид спорту.
    - Прагніть приділяти щонайменше 150 хвилин помірної активності на тиждень.

3. Збережіть свій сон :
    - Намагайтеся спати від 7 до 9 годин на добу.
    - Встановіть регулярний режим підйому та відходу до сну, навіть на вихідних.

4. Управління стресом:
- Визначте джерела стресу у вашому житті та шукайте шляхи їх зменшення або усунення.
- Практикуйте медитацію, глибоке дихання або інші техніки релаксації.

5. Уникайте ризикованої поведінки:
- Уникайте зловживання алкоголем, куріння та наркотиків.
- Будьте обережні за кермом і завжди пристібайтеся ременем безпеки.

6. Регулярно проходити обстеження:
- Регулярно звертайтеся до лікаря для профоглядів і профілактичних тестів.
- Не ігноруйте незвичні ознаки чи симптоми.

7. Подбайте про своє психічне здоров'я:
- Психічне здоров'я має сильний вплив на фізичне. Поговоріть про свої почуття і не соромтеся звертатися за професійною допомогою, якщо це необхідно.

8. Пийте більше води:
- Пийте щонайменше 2 літри води на день, більше, якщо ви активні або коли спекотно.

9. Обмежити вплив токсинів:
- Скоротіть використання хімікатів у вашому домі.
- Уникайте вдихання забруднювачів повітря, будь то пасивне куріння або промислове забруднення.

10. Підтримуйте своє соціальне життя:
- Повноцінне соціальне життя пов'язане з кращим фізичним здоров'ям. Оточуйте себе позитивними людьми та залишайтеся активними у своїй громаді.

Прийнявши ці здорові звички, ви створюєте міцну основу для довгого життя, сповненого життєвих сил і благополуччя. Пам'ятайте, що підтримувати хороше здоров'я легше, ніж відновлюватися після хвороби чи травми. Ваше тіло - це ваше найцінніше надбання; ставтеся до нього з повагою і турботою, на яку воно заслуговує.

Розділ 14

ЮРИДИЧНІ АСПЕКТИ ТА ОБОВ'ЯЗКИ

Розуміння юридичної відповідальності медсестрою.

Роль медичної сестри передбачає не лише медичні знання та співчуття до добробуту пацієнтів, а й досконале знання своїх юридичних обов'язків. Ці обов'язки гарантують безпеку пацієнта, якість наданої допомоги та захист прав усіх учасників процесу. Пропонуємо вашій увазі огляд основних аспектів правової відповідальності медичних сестер.

1. Обов'язок піклування :
   - Як медична сестра, ви маєте професійний обов'язок надавати компетентний і належний догляд пацієнтам. Це передбачає дотримання медичних протоколів, клінічних настанов та етичних стандартів професії.

2. Інформована згода :
   - Пацієнти мають право знати і розуміти запропоновані їм методи лікування, а також потенційні пов'язані з ними ризики. Медичні сестри повинні переконатися, що пацієнт отримав інформовану згоду перед проведенням будь-якої медичної процедури.

3. Конфіденційність :
   - Медичні сестри зобов'язані захищати конфіденційність медичної інформації своїх пацієнтів. Розголошення інформації без відповідної згоди, крім виняткових обставин, передбачених законом, може призвести до юридичних наслідків.

4. Нехтування:
   - Якщо медсестра не виконує свій обов'язок з догляду, завдаючи шкоди пацієнтові, вона може

бути притягнута до відповідальності за недбалість. Це може мати серйозні наслідки, як професійні, так і юридичні.

5. Введення лікарських засобів:
- Неправильне введення ліків або нездатність контролювати побічні ефекти може призвести до юридичних наслідків. Медсестри повинні суворо дотримуватися медичних рекомендацій та встановлених протоколів.

6. Точна документація :
- Медична документація відіграє важливу роль у наданні медичної допомоги. Неправильна або неповна документація може не тільки вплинути на якість лікування, але й призвести до юридичної відповідальності.

7. Знання законів та нормативно-правових актів:
- Медсестри повинні знати місцеві, регіональні та національні закони і правила, які регулюють їхню професію. Це включає знання керівних принципів щодо прав пацієнтів, догляду в кінці життя, зловживань тощо.

8. Захист прав пацієнтів :
- Медичні сестри зобов'язані відстоювати і захищати права своїх пацієнтів, особливо з точки зору гідності, автономії та конфіденційності.

9. Повідомлення про інциденти :
- Якщо трапляється інцидент або порушення, медсестра часто зобов'язана, залежно від юрисдикції, повідомити про це керівництву або відповідним органам.

10. Підтримання компетентності :
- Закон, як правило, вимагає від медсестер продовжувати навчання протягом усієї кар'єри, щоб забезпечити актуальність їхніх навичок і знань.

Розуміння і дотримання цих правових обов'язків є важливим не лише для безпеки і благополуччя пацієнтів, але й для захисту самих медсестер. У медичному світі, що постійно змінюється, вкрай важливо бути в курсі законодавчих та етичних змін, щоб надавати найкращу медичну допомогу.

Медична документація: важливість та найкращі практики

Медична документація лежить в основі процесу надання медичної допомоги. Вона дає чітке уявлення про історію хвороби пацієнта, допомагаючи забезпечити безперервність і якість лікування. Ретельна, повна і точна документація необхідна не тільки для захисту пацієнтів, але й для захисту медичних працівників від потенційної юридичної відповідальності. Давайте розглянемо важливість медичної документації та найкращі практики її ведення.

Важливість медичної документації :
- **Безперервність** медичної **допомоги**: медична документація дозволяє всім медичним працівникам швидко і точно зрозуміти історію хвороби пацієнта, поточне лікування, а також будь-які алергії або протипоказання.
- **Комунікація**: полегшує спілкування між різними залученими медичними працівниками, такими як лікарі, медсестри, фармацевти та інші спеціалісти.

- **Клінічні рішення**: доступ до повної медичної документації допомагає медичним працівникам приймати обґрунтовані рішення та уникати потенційних помилок.
- **Правовий захист**: У разі виникнення суперечки медична документація слугує об'єктивним доказом надання медичної допомоги пацієнту.
- **Дослідження та навчання**: медичні записи є важливим ресурсом для клінічних досліджень, що дозволяє нам постійно вдосконалювати медичну допомогу, яку ми надаємо.

Належна практика ведення медичної документації :
- **Точність**: Переконайтеся, що ви ввели всю інформацію точно, не пропустивши жодної важливої деталі.
- **Повнота**: не залишайте жодного поля незаповненим. Якщо якась інформація невідома або не застосовується, чітко зазначте це.
- **Розбірливість**: Переконайтеся, що документація написана від руки чи в електронному вигляді, щоб її можна було легко прочитати. Погано прочитана інформація може призвести до медичних помилок.
- **Об'єктивність**: фіксуйте лише факти та уникайте суб'єктивних суджень чи інтерпретацій.
- **Оновлення**: Переконайтеся, що ваша медична документація регулярно оновлюється, особливо в разі зміни лікування, зміни симптомів або результатів аналізів.
- **Конфіденційність**: Медична документація містить конфіденційну інформацію. Переконайтеся, що вони надійно зберігаються і доступ до них мають лише уповноважені особи.
- **Підпис і дата**: кожен запис у медичній картці повинен бути підписаний і датований, щоб забезпечити можливість відстеження інформації.

- **Використовуйте відповідну медичну термінологію**: це гарантує, що інформація буде точною і зрозумілою.
- **Виправлення помилок**: Якщо ви зробили помилку, ніколи не витирайте її і не використовуйте коректор. Проведіть одну лінію через помилку, напишіть поруч з нею виправлення, поставте підпис і дату зміни.
- **Зберігання**: Зберігайте медичну документацію стільки, скільки вимагають місцеві закони та нормативні акти.

Медична документація - це набагато більше, ніж проста адміністративна формальність. Вона відіграє центральну роль у наданні медичної допомоги, забезпечуючи безпеку і благополуччя пацієнта та гарантуючи якість лікування. Тому впровадження та дотримання належної практики документування є ключовим обов'язком усіх медичних працівників.

Управління скаргами та спорами

Посеред метушні і складності роботи служб невідкладної допомоги медсестри часто стикаються з незадоволеними пацієнтами, сім'ями або навіть колегами. Ці скарги і суперечки можуть виникати в різних ситуаціях, від простих непорозумінь до медичних помилок. Правильне вирішення таких інцидентів є важливим не лише для підтримки спокійної робочої атмосфери, але й для забезпечення довіри та безпеки пацієнтів.

Причини скарг і суперечок :

- **Невиправдані очікування**: Пацієнти та їхні сім'ї можуть мати очікування щодо часу очікування, наданої допомоги або результатів лікування.

- **Недостатня або неадекватна комунікація**: погано поінформований пацієнт може відчувати незадоволення або навіть тривогу.
- **Медичні помилки**: хоча вони трапляються рідко, але можуть мати серйозні фізичні та психологічні наслідки.
- **Непередбачені ускладнення**: навіть при належному догляді можуть виникнути ускладнення, що призводять до розчарування і незадоволення.

Ефективне управління скаргами:
- **Активне слухання**: знайдіть час, щоб вислухати скаржника, не перебиваючи його. Дозвольте їм висловити свої занепокоєння чи гнів. Часто те, що вас вислухають, може зняти напругу.
- **Емпатія**: Проявляйте розуміння і співчуття до проблем пацієнта або його родини. Просте "Я розумію, чому ви засмучені" може мати велике значення.
- **Не ставайте в оборону**: Навіть якщо ви не згодні, не ставайте в оборону. Це може погіршити ситуацію.
- **Уточнюйте**: запитуйте про деталі, щоб зрозуміти суть проблеми. Ставте відкриті запитання.
- **Надайте відповідь**: Дайте чіткі, чесні та фактичні пояснення. Якщо було допущено помилку, визнайте її та вибачтеся.
- **Вирішення**: Якщо можливо, запропонуйте рішення або коригувальні заходи для усунення проблем.
- **Документ**: занотуйте всі деталі скарги та наданої відповіді. Це може мати вирішальне значення в разі ескалації конфлікту або подальшого судового розгляду.

Управління формальними спорами :
- **Порадьтеся зі своїм безпосереднім керівником**: Завжди повідомляйте свого безпосереднього керівника про ситуацію та дотримуйтесь внутрішніх процедур.
- **Детальна документація**: Переконайтеся, що всі аспекти догляду та скарги ретельно задокументовані. Це може бути використано як доказ у разі необхідності.
- **Співпрацюйте з юридичним відділом**: якщо ситуація переростає в судовий розгляд, тісно співпрацюйте з юридичним відділом вашої установи, щоб забезпечити вам належний захист і консультації.
- **Медіація**: У деяких випадках медіація може бути корисною для мирного вирішення спорів.

Щоб запобігти скаргам і суперечкам:
- **Покращити комунікацію**: хороша комунікація з пацієнтами та їхніми сім'ями може запобігти багатьом непорозумінням.
- **Постійне навчання**: регулярне навчання міжособистісним навичкам, медичній етиці та клінічним протоколам може зменшити кількість помилок і непорозумінь.

Ніколи не забувайте, що кожна скарга чи суперечка - це можливість для навчання. Вони можуть виявити сфери для вдосконалення, що призведе до кращого догляду за всіма пацієнтами в майбутньому.

Розділ 15

БЕЗПЕРЕРВНЕ НАВЧАННЯ ТА КАР'ЄРНИЙ РОЗВИТОК

Навчання протягом усієї кар'єри

- Спеціалізоване навчання

Медицина невідкладних станів - це велика і складна галузь, що вимагає спеціальних знань і підготовки. Як професіонали, які працюють на передовій, медсестри часто стикаються з різними випадками, від найменш складних до найбільш критичних. Саме тому існує широкий спектр спеціалізованих навчальних курсів, які поглиблюють їхні знання та навички.

1. Поглиблене навчання з надання невідкладної допомоги :
    - **ALS (Advanced Life Support)**: Цей важливий курс зосереджується на поглибленій серцево-легеневій реанімації, надаючи медсестрам інструменти, необхідні для надання допомоги в надзвичайних ситуаціях, що загрожують життю.
    - **ATLS (Advanced Trauma Life Support)**: Зосереджена на веденні пацієнта з травмою, вона пропонує систематичну методологію оцінки та лікування травм.
2. Педіатрична підготовка:
    - **PALS (Pediatric Advanced Life Support)**: Цей курс зосереджений на управлінні невідкладними станами, що загрожують життю дітей та немовлят.
    - **ENPC (педіатричний курс з невідкладної допомоги)**: Програма, розроблена для медсестер, щоб відточити свої навички оцінки та лікування дітей у невідкладних ситуаціях.
3. Спеціалізовані навички материнства :
    - **NRP (Програма реанімації новонароджених)**: спрямована на реанімацію новонароджених, ця програма є важливою для медсестер, які працюють у відділеннях невідкладної допомоги з великою кількістю акушерів.

4. Управління невідкладними психіатричними станами:
- **CPI (Інститут запобігання кризовим ситуаціям)**: Готує медсестер до ефективної взаємодії з пацієнтами у психіатричній кризі, пропонуючи техніки деескалації.

5. Спеціалізація в кардіології:
- **ACLS (Advanced Cardiac Life Support)**: Цей поглиблений курс зосереджений на серцевій реанімації, лікуванні зупинки серця та інших невідкладних станів серцево-судинної системи.

6. Тренінг з токсикології:
- Спеціальні курси можуть навчити медсестер виявляти та лікувати передозування, отруєння та інші невідкладні стани, пов'язані з токсичними речовинами.

7. Навчання передовим методам надання невідкладної допомоги:
- Сюди входять такі навички, як встановлення центральних венозних ліній, екстрена інтубація та використання спеціального обладнання.

8. Тренінги з менеджменту та лідерства:
- Для тих, хто прагне просунутися по кар'єрних сходах, може бути корисним навчання з управління командою, лідерства або кризового менеджменту.

9. Подальше навчання та практичні семінари:
- Медичні інновації та технологічний прогрес означають, що знання потрібно регулярно оновлювати. Практичні семінари та симуляції - чудовий спосіб вдосконалити та оновити навички.

Для медсестер проходження одного або декількох з цих спеціалізованих курсів означає не лише розширення їхнього діапазону навичок, але й покращення якості догляду за пацієнтами. У швидкоплинному світі невідкладної допомоги ці навички можуть означати різницю між життям і смертю і гарантувати, що пацієнти в біді отримають найкращу можливу допомогу.

• Додаткові кваліфікації та дипломи

Стрімкий і непередбачуваний світ невідкладної медичної допомоги вимагає від медсестер не тільки міцного фундаменту клінічних навичок, а й постійного прагнення розширювати та оновлювати свої знання. На щастя, існує багато додаткових сертифікатів і ступенів, які дозволяють медсестрам додатково спеціалізуватися і виділятися у своїй професії.

1. Сертифікація з невідкладної медсестринської допомоги (CEN) :
Ця сертифікація, призначена спеціально для медсестер невідкладних станів, визнає досконалість догляду за пацієнтами в екстрених ситуаціях. Вона охоплює такі галузі, як кардіологія, травматологія, педіатрія та багато інших.

2. Сертифікація як практикуючого лікаря з інтенсивної терапії (CCRN):
Хоча в першу чергу ця сертифікація призначена для медсестер інтенсивної терапії, вона також цінна для тих, хто працює у відділеннях невідкладної допомоги, оскільки має справу з доглядом за важкохворими або нестабільними пацієнтами.

3. Сертифікація з льотної медсестринської справи (CFRN):
Для медсестер, які беруть участь у місіях медичної евакуації гелікоптером або літаком, ця сертифікація охоплює всі аспекти повітряного транспортування пацієнтів.

4. Сертифікація з педіатричної невідкладної медсестринської допомоги (CPEN) :

Особлива увага приділяється веденню педіатричних пацієнтів в умовах невідкладної допомоги, що є важливою навичкою з огляду на анатомічні та фізіологічні відмінності між дорослими та дітьми.

5. Університетський диплом з менеджменту болю:
Оскільки біль є однією з найпоширеніших скарг у відділеннях невідкладної допомоги, цей спеціалізований тренінг дає змогу медсестрам набути передових навичок оцінки та лікування болю.

6. Диплом з догляду за ранами та остомії:
Для медсестер, які бажають спеціалізуватися на лікуванні ран, остомії та нетримання сечі.

7. Сертифікація у сфері кейс-менеджменту:
Вона готує медсестер до комплексної координації догляду за пацієнтами, беручи до уваги не лише медичні потреби, а й психосоціальні, фінансові та потреби громади.

8. Університетський диплом з невідкладної психіатрії:
Ведення пацієнтів у психіатричній кризі є важливим аспектом невідкладної допомоги, і цей навчальний курс надає спеціалізовані інструменти для ефективного втручання.

9. Сертифікати в галузі клінічних досліджень:
Для медсестер, зацікавлених у сфері досліджень, ці сертифікати передбачають навчання методологіям досліджень, етиці та іншим аспектам проведення клінічних досліджень.

10. Тренінги з лідерства та управління:
Програми, які готують медсестер до лідерських ролей - керівників, менеджерів чи викладачів.
Інвестуючи в ці додаткові сертифікати та дипломи, медсестри не лише покращують власні навички, але й

сприяють підвищенню стандартів надання допомоги у відділенні невідкладної допомоги. Ці кваліфікації демонструють прагнення до професійної досконалості та гарантують оптимальний догляд за пацієнтами в екстрених ситуаціях.

Кар'єрні перспективи

- **Стати головною медсестрою**

Стати головною медсестрою у відділенні невідкладної допомоги - це природний розвиток для багатьох досвідчених медсестер, що знаменує перехід від безпосереднього надання допомоги до позиції лідерства та управління. Головна медсестра відіграє життєво важливу роль у координації допомоги, управлінні ресурсами та забезпеченні стратегічного керівництва відділенням невідкладної допомоги. Це відповідальна роль, але й неймовірно корисна.

Шлях до лідерства :
Шлях до ролі головної медичної сестри зазвичай починається на місцях. Роки, проведені під час безпосереднього догляду за пацієнтами, формують глибоке розуміння викликів і потреб відділення. Цей досвід має важливе значення для прийняття обґрунтованих рішень на посаді керівника.

Необхідні навички та якості:
Окрім клінічних навичок, медсестра-лідер повинна володіти управлінськими, комунікаційними та лідерськими навичками. Здатність керувати командою, вирішувати конфлікти, стратегічно планувати та забезпечувати безперешкодну комунікацію має вирішальне значення.

Обов'язки:
Старша медсестра, як правило, здійснює нагляд за всім медперсоналом у відділенні, керує розкладом, координує постійне навчання, виступає в ролі сполучної ланки між медперсоналом і керівництвом лікарні, а також відіграє активну роль у прийнятті стратегічних і бюджетних рішень.

Навчання та освіта:
Хоча клінічний досвід має фундаментальне значення, часто рекомендується додаткове навчання в галузі управління або адміністрування. Багато медсестер-лідерів здобувають ступінь магістра в галузі медсестринського адміністрування або управління охороною здоров'я, щоб відточити свої лідерські навички.

Виклики та винагороди:
Хоча роль головної медсестри може бути стресовою, з тиском прийняття рішень і відповідальністю за ціле відділення, вона також є надзвичайно корисною. Розвиток позитивної культури, заохочення досконалості у догляді за пацієнтами та спостереження за процвітанням вашої команди - все це є корисними аспектами цієї роботи.

Майбутнє ролі :
З постійною еволюцією медичного світу роль головної медичної сестри приречена еволюціонувати. Технології, медичні інновації та зміни в управлінні охороною здоров'я вимагатимуть постійної адаптації та навчання.

Стати головною медсестрою - амбітна мета, але для тих, хто готовий до неї, це можливість реально вплинути на якість надання медичної допомоги у відділеннях невідкладної допомоги та на життя своїх колег-медсестер.

- **Можливі спеціалізації**

Світ медсестринства величезний, і медицина невідкладних станів - лише одна з багатьох спеціальностей, на яких може спеціалізуватися медсестра. Хоча відділення невідкладної допомоги пропонує ґрунтовну, різнобічну підготовку, є й інші сфери, де медсестри можуть відточувати свої навички та розвивати певний досвід. Ось огляд можливих спеціалізацій після роботи у відділенні невідкладної допомоги:

1. Інтенсивна терапія :
Медсестри, які спеціалізуються на інтенсивній терапії, доглядають за важкохворими або нестабільними пацієнтами, які потребують постійного моніторингу. Ця роль вимагає глибокого розуміння фізіології людини та володіння сучасним медичним обладнанням.

2. Кардіологія:
Медсестри спеціалізуються на кардіологічному догляді за пацієнтами, які страждають на серцеві захворювання. Вони можуть працювати у відділеннях коронарної терапії, катетеризаційних лабораторіях або спеціалізованих клініках.

3. Педіатрія :
Педіатричні медсестри спеціалізуються на догляді за дітьми від народження до підліткового віку. Вони повинні розуміти особливості розвитку та росту цієї категорії населення.

4. Акушерство та гінекологія:
Тут медсестри зосереджуються на репродуктивному здоров'ї жінок, вагітності, пологах та післяпологовому догляді.

5. Психіатрія:
У цій сфері медсестри працюють з пацієнтами, які страждають на психічні розлади або залежність, у стаціонарі або амбулаторно.

6. Онкологія:
Онкологічні медсестри спеціалізуються на догляді за онкологічними пацієнтами, включаючи введення хіміотерапії та полегшення симптомів.

7. Травматологія :
Ця спеціальність зосереджена на догляді за пацієнтами, які зазнали серйозних травм, випадкових чи навмисних.

8. Геріатрія:
Геріатричні медсестри зосереджені на догляді за людьми похилого віку, беручи до уваги унікальні аспекти старіння.

9. Клінічні дослідження:
Дослідницькі медсестри розробляють і проводять клінічні дослідження для перевірки нових медичних втручань.

10. Освіта:
Викладачі медсестринства навчають майбутніх медичних працівників у школах медсестер, лікарнях чи університетах.

11. Менеджмент:
Деякі медсестри вирішують перейти на керівні посади, керуючи командами, підрозділами або навіть цілими закладами.

12. Громадське здоров'я :
Ці медсестри працюють за межами лікарень, у громадських клініках, школах і будинках, зосереджуючись на профілактиці та освіті.

Кожна спеціалізація має свої виклики та переваги, але всі вони дозволяють медсестрам робити значний внесок у здоров'я та благополуччя пацієнтів. Часто рекомендується пройти спеціальну підготовку та сертифікацію за кожною з цих спеціальностей, щоб забезпечити компетентну та сучасну практику.

Розділ 16

ДЕЯКІ ПРИКЛАДИ ВІДГУКІВ ТА АНЕКДОТИ З МІСЦЯ ПОДІЙ

Незабутні дні:
Розповіді про екстремальні ситуації

Життя у відділенні невідкладної допомоги непередбачуване. Кожен день приносить свою частку викликів, емоцій і моментів, які залишають незабутнє враження на медсестер. Ось кілька історій, які ілюструють діапазон екстремальних ситуацій, з якими можуть зіткнутися медсестри:

Ніч аварії автобуса:
Був звичайний вечір, коли пролунав дзвінок екстреного виклику. Автобус з учнями, які поверталися зі шкільної екскурсії, потрапив у серйозну аварію на автостраді. Машини швидкої допомоги прибували, везучи підлітків у стані шоку, серйозно поранених вчителів і пасажирів з інших транспортних засобів, що потрапили в аварію. Команда швидкої допомоги мобілізувалася як згуртований підрозділ, сортуючи і надаючи допомогу пацієнтам, залучаючи внутрішні і зовнішні ресурси, в той час як сім'ї і друзі, які прибували в пошуках новин, переживали страждання. Це було суворе нагадування про крихкість життя і важливість згуртованої, ефективної команди.

Зливові паводки:
Коли в цьому районі сталася раптова повінь, лікарня стала притулком для багатьох переселенців. Відділення невідкладної допомоги було переповнене не лише постраждалими від повені, але й пацієнтами з хронічними захворюваннями, лікування яких було перервано через стихійне лихо. Медсестри адаптувалися, перетворивши немедичні приміщення на зони допомоги, роздаючи медикаменти, одяг і їжу, а також пропонуючи емоційну підтримку тим, хто втратив усе.

Серцевий напад у дитини :
Одного ранку в паніці приїхала мати з шестимісячною дитиною на руках, яка була синьою і не реагувала на навколишнє середовище. Медсестри негайно розпочали серцево-легеневу реанімацію. Поки одні члени команди відчайдушно працювали над стабілізацією маленького пацієнта, інші підтримували матір, яка втратила свідомість. Завдяки їхньому швидкому втручанню дитина була реанімована і переведена до дитячої реанімації. Того дня кожна секунда була на рахунку.

Ножове поранення:
В середині дня надійшов чоловік, закривавлений, жертва ножового поранення під час сварки. Поки медсестри працювали над стабілізацією його травм, їм також доводилося справлятися з відчутною напругою, оскільки нападник, який також був поранений, був доставлений в ту ж саму палату невідкладної допомоги. Персонал повинен був підтримувати безпеку, надаючи при цьому якісну допомогу всім пацієнтам.

Ці історії ілюструють різноманітність і напруженість ситуацій, з якими можуть зіткнутися медсестри невідкладної допомоги. Кожна ситуація вимагає не лише клінічних навичок, а й уміння справлятися зі стресом, працювати в команді та проявляти співчуття. Ці незабутні дні загартовують характер, нагадують про важливість професії та залишають незабутні спогади.

Маленькі перемоги:
Моменти радості та вдячності

У метушні відділення невідкладної допомоги кожен день - це вихор емоцій. Серед найважчих моментів бувають і сплески радості, моменти вдячності, які зігрівають серце і нагадують нам, чому так багато медсестер обирають цю професію, незважаючи на її складність. Ці маленькі перемоги - промінчики сонця, які пронизують темряву найтемніших днів.

Дитячий проблиск надії:
Семирічний хлопчик потрапив у велосипедну аварію і отримав численні переломи. Щодня, незважаючи на біль, він намагався посміхатися і сміятися разом з командою догляду. Момент, коли після тижнів реабілітації він зробив свої перші невпевнені кроки в коридорі за допомогою медсестер, залишився тріумфом на обличчях усіх присутніх.

Мовчазне розпізнавання :
Літній чоловік, який переніс інсульт, мав труднощі у спілкуванні. Кожна взаємодія була для нього випробуванням. Одного разу, після того, як одна з медсестер знайшла час поголитися і помити його, він поклав свою руку на її руку, ніжно стискаючи її, його очі сяяли вдячністю, яку він не міг висловити словами.

Повернення вилікуваного пацієнта:
Молода жінка, госпіталізована з серйозним отруєнням внаслідок відчайдушного вчинку, провела кілька днів у відділенні інтенсивної терапії. Медсестри по черзі чергували біля її ліжка, підтримуючи її в найвразливіші моменти. Через кілька місяців вона повернулася, сяючи, щоб подякувати команді і сказати, що саме їхнє співчуття і підтримка допомогли їй відновити волю до життя.

Сюрприз на день народження :
Знаючи, що маленька дівчинка, яка тривалий час перебувала в лікарні, збирається провести свій день народження в лікарні, команда швидкої допомоги зібралася разом, щоб організувати для неї вечірку-сюрприз. Бачити, як вона задувала свічки в оточенні

медсестер, які співали їй, було нагадуванням про те, що одужання вимірюється не лише ліками та лікуванням, а й спільними моментами радості.

Ці моменти щастя і визнання, хоча іноді й короткі, мають довготривалий вплив. Вони нагадують медсестрам про глибоку людяність їхньої роботи, красу зв'язків, які вони створюють зі своїми пацієнтами, і безцінність маленьких перемог посеред хаосу. У ці моменти відділення невідкладної допомоги стає місцем не лише фізичного зцілення, але й надії та людського зв'язку.

Розділ 17

ВИСНОВОК: МЕДСЕСТРА, АВАРІЙНИЙ СТОВП

Основні якості медсестра швидкої допомоги

Медсестри невідкладної допомоги щодня стикаються з несподіваними, а іноді й критичними ситуаціями, і опиняються на перехресті між нагальними потребами пацієнта та медичними вимогами. Ця посада вимагає унікального поєднання технічних, емоційних та міжособистісних якостей. У цій вимогливій професії певні якості виділяються як такі, що мають вирішальне значення.

Адаптивність:
У надзвичайних ситуаціях не буває двох однакових днів. Медсестри повинні постійно адаптуватися до мінливих ситуацій, будь то нові надходження, несподівані медичні випадки або серйозні кризи. Ця здатність швидко розвиватися і переорієнтовуватися є дуже важливою, якщо вони хочуть ефективно реагувати на потреби пацієнтів.

Емоційна стійкість:
Перед обличчям страждань, дистресу і навіть смерті медсестри невідкладної допомоги повинні бути емоційно стійкими. Вони повинні вміти керувати власними емоціями, пропонуючи підтримку і співчуття пацієнтам та їхнім родинам.

Швидке прийняття рішень:
В умовах, коли кожна секунда має значення, медсестри швидкої допомоги повинні вміти швидко приймати рішення, спираючись на своє клінічне судження, підготовку та досвід.

Спілкування:
Вміння чітко спілкуватися з лікарями, іншими медсестрами і, перш за все, з пацієнтами та їхніми

сім'ями, є дуже важливим. Це спілкування має бути точним з медичної точки зору і заспокійливим з людської точки зору.

Командний дух:
Відділення невідкладної допомоги - це середовище, де співпраця має важливе значення. Медсестри невідкладної допомоги повинні вміти працювати в гармонії з мультидисциплінарною командою, обмінюючись інформацією та відповідальністю за благополуччя пацієнта.

Здатність безперервно вчитися:
Медицина постійно розвивається. Щоб бути в курсі новітніх методик і рекомендацій, медсестри повинні прагнути вчитися, бути готовими навчатися і адаптуватися до нових методів і технологій.

Організація:
У вирі надзвичайних ситуацій здатність розставляти пріоритети, керувати часом і координувати кілька завдань одночасно має вирішальне значення.

Емпатія:
Хоча технічний аспект є важливим, людський вимір залишається в центрі професії. Розуміння та налагодження контакту з пацієнтами, відчуття та реагування на їхні емоційні потреби є важливою якістю для медсестри невідкладної допомоги.

Доброчесність:
У середовищі, де довіра є життєво важливою, медсестри повинні демонструвати бездоганну етику, гарантуючи безпеку та повагу до пацієнта.

Терпіння:
Навіть в екстреній ситуації будуть моменти очікування,

моменти, коли медсестра повинна буде пояснити, заспокоїти або просто бути присутньою. Тому терпіння є безцінним активом.

Кожна з цих якостей, культивованих і вдосконалених з часом, робить медсестру невідкладної допомоги незамінним професіоналом, стовпом, на якому ґрунтується швидка та ефективна допомога пацієнтам, які потрапили в біду.

Дивлячись у майбутнє: Надзвичайні ситуації завтрашнього дня

Світ охорони здоров'я постійно змінюється під впливом технологічного прогресу, наукових відкриттів і соціальних трансформацій. Відділення невідкладної допомоги, які є ключовою точкою входу в систему охорони здоров'я, не є винятком. Тож як може виглядати відділення невідкладної допомоги завтрашнього дня? Давайте подивимось ближче.

Інтеграція телемедицини:
Хоча телемедицина набирає обертів у багатьох галузях медицини, вона відіграватиме дедалі більшу роль у відділеннях невідкладної допомоги. Дистанційні консультації можуть дозволити швидко оцінити серйозність ситуації, направити пацієнтів до потрібної служби або розвантажити зали очікування.

Передові технології:
Штучний інтелект і алгоритми можуть допомогти визначити пріоритетність пацієнтів відповідно до тяжкості їхнього стану. Інструменти віртуальної реальності можна використовувати для постійного навчання команд або для моделювання складних сценаріїв надзвичайних ситуацій. Робототехніка також

може відігравати певну роль, наприклад, у дозуванні ліків або наданні допомоги при виконанні певних процедур.

Середовище, орієнтоване на пацієнта:
Врахування добробуту пацієнтів не обмежуватиметься лише їхнім фізичним станом здоров'я. Більш комфортний простір, краща комунікація, інтерактивні інструменти для інформування пацієнтів та їхніх родин, а також цілісний підхід до лікування - це все елементи, які можуть стати широко розповсюдженими.

Важливість сталого розвитку:
Врахування впливу екстрених служб на навколишнє середовище матиме вирішальне значення. Це може означати оптимізацію ресурсів, використання екологічно чистих матеріалів або впровадження систем відновлюваної енергетики.

Посилення мультидисциплінарних команд:
Співпраця між медичними працівниками буде і надалі розвиватися, наприклад, шляхом інтеграції фахівців з психічного здоров'я безпосередньо у відділення невідкладної допомоги, або шляхом зміцнення зв'язку між лікарями загальної практики та відділеннями невідкладної допомоги.

Належне безперервне навчання:
У світі медицини, що постійно змінюється, підготовка медсестер і лікарів екстреної медичної допомоги повинна бути динамічною, з використанням новітніх технологій і швидкою адаптацією до нових проблем охорони здоров'я.

Спеціалізовані відділення невідкладної допомоги:
На додаток до вже існуючих педіатричних та кардіологічних відділень невідкладної допомоги, ми

можемо спостерігати появу відділень невідкладної допомоги, що спеціалізуються на конкретних патологіях, пропонуючи ультраспеціалізовану допомогу.

Оптимізовані інформаційні системи:
Взаємопов'язані, захищені електронні медичні записи полегшать обмін інформацією, оптимізуючи шлях пацієнта і гарантуючи кращу безперервність лікування.

Майбутнє обіцяє великі перспективи, але воно також принесе свою частку викликів. Служби екстреної допомоги завтрашнього дня повинні будуть відповідати поставленим завданням, поєднуючи медичну досконалість з гуманністю, щоб найкращим чином задовольняти потреби пацієнтів у світі, що постійно змінюється.

www.ingramcontent.com/pod-product-compliance
Lightning Source LLC
Chambersburg PA
CBHW071501220526
45472CB00003B/882